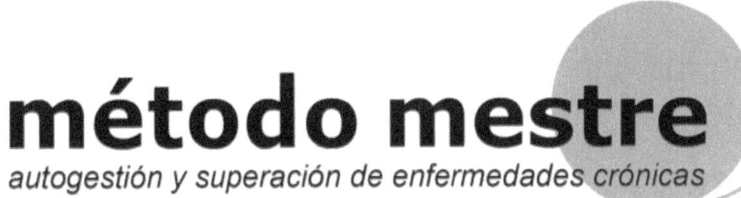

método mestre

autogestión y superación de enfermedades crónicas

mªàngels mestre

MÉTODO MESTRE

para la autogestión y superación de las enfermedades crónicas

www.mangelsmestre.com

ÍNDICE

INTRODUCCIÓN

POR QUÉ HE ESCRITO ESTE MÉTODO

He escrito este método porque he sentido la necesidad de comunicar que hay otros procedimientos para abordar las enfermedades. Este método considera al ser humano en toda su globalidad, y a la enfermedad como multifactorial.

También para difundir la experiencia vivida a través de mi proceso de superación de la enfermedad y toda la información recibida. Con ello os invito a hacer lo mismo para mejorar la sociedad. Este método se puede descargar de manera gratuita en formato digital. De esta forma, puedo llegar a más personas.

¿QUÉ QUIERO EXPRESAR CON EL LOGO DEL MÉTODO?

El logo nos habla de un método y cuál es su propósito. En él hay una línea verde que representa nuestro proceso hasta alcanzar la salud.

La línea horizontal muestra nuestra evolución hasta llegar a la enfermedad. Cuando ella aparece en nuestra vida, la línea da un vuelco de 360 grados, convirtiéndose en una circunferencia.

El círculo verde inscrito en la circunferencia es el símbolo de la esperanza de superación que siempre nos acompaña.

En su último tramo, la línea ya no es horizontal, tiene una pendiente hacia arriba, como señal de nuestro crecimiento evolutivo.

Deseo que no tengáis que vivir una enfermedad y deis un vuelco a vuestra vida, mediante cambios que os lleven a una gran evolución.

El camino de la evolución nos lo marca nuestro cuerpo físico. Sus señales, con sus símbolos, son la brújula para reorientar el viaje de la vida. ¡Escuchémoslo!

¿QUÉ ES AUTOGESTIONAR LA SUPERACIÓN DE UNA ENFERMEDAD CRÓNICA?

El ser humano es sano por naturaleza y tiene todas las potencialidades necesarias para superar la mal llamada "enfermedad crónica".

Este método que os propongo pretende ser un impulso hacia la autonomía de gestión de nuestra salud. Ha llegado el tiempo de ejercer nuestro poder, de poner en marcha nuestro empoderamiento, que nos hace capaces de decidir por nosotros mismos lo que es más lógico y más cercano a nuestra naturaleza para conseguir mantenernos sanos o bien superar una enfermedad crónica.

La medicina occidental nos ayuda con el diagnóstico, pero tenemos que cuestionarnos el pronóstico y el tratamiento de por vida.

Quiero comunicar que la responsabilidad absoluta de la enfermedad recae en el propio individuo, y la medicina queda en un segundo plano con un papel de consultor, evitando así el paternalismo o autoritarismo del modelo convencional de la medicina occidental.

Hemos delegado la salud al médico, esperando que nos cure. En una enfermedad aguda puede ser válido, pero en una enfermedad crónica, no. Nos han hecho creer que su curación no es posible, pero todos sabemos que hay enfermos que no se han creído el pronóstico y que lo han conseguido.

Ha llegado el momento de que el enfermo se haga responsable de su enfermedad y haga los cambios necesarios para recuperar la salud. No existe la pastilla milagrosa que nos cure en una enfermedad crónica. Existe la pastilla de por vida, con todos sus efectos secundarios.

Todos tenemos la capacidad de autogestionar la salud

haciendo cambios integrales en nuestra vida para superar una enfermedad crónica.

A QUIEN VA DIRIGIDO

Este método está orientado a todas las personas que están diagnosticadas de alguna enfermedad crónica y quieren recuperar la salud, así como a todas aquellas que considerándose "sanas" quieren mejorar su calidad de vida. Si unimos estos dos grupos podemos afirmar que este método es válido para todos nosotros.

Será crónica, si tú lo crees así. Hay dos caminos después del diagnóstico: uno, el de la víctima, que consiste en someterse y obedecer; el otro, el de hacerse responsable de la enfermedad, aceptando el diagnóstico, pero rebelándose al pronóstico e iniciando un nuevo estilo de vida y una nueva alimentación. Cuando un enfermo cree posible su curación y hace cambios en su vida, crea su salud.

El ser humano tiene un gran potencial que desconoce.

Dentro de este potencial está la capacidad de **autogestionar** su enfermedad para alcanzar la salud, cuando ésta es su voluntad, tiene el método necesario y está dispuesto a hacer cambios.

El proceso que va de la enfermedad a la salud nos ayuda a hacer una gran transformación de la manera de pensar, sentir y actuar para podernos adaptar a la época de cambio que nos toca vivir. Esta es la vida de las personas sanas y libres.

CÓMO NACE LA IDEA DEL MÉTODO

Después de constatar que mis tres libros ("Hablemos de Fibromialgia", "De la Fibromialgia a la Salud" y "Alimentación energía vital en el Cáncer") no tan sólo ayudan a personas con fibromialgia y s.f.c a recuperar la salud, sino que también son útiles para otras distintas enfermedades crónicas, decido hacer el **método mestre** para llegar a todas las personas interesadas. Por eso, lo comparto gratuitamente en formato eBook.

Este método es la síntesis de mis tres libros, añadiendo nueva información. Consta de diferentes pautas que hay que considerar y que muestran que las patologías son siempre multifactoriales y en cada enfermo destacan unos factores predominantes que lo personalizan y lo hacen único y diferente a los demás.

EL POTENCIAL DEL SER HUMANO

"La mayor enfermedad es la ignorancia sobre nuestro propio potencial curativo" Dr. Jorge Carvajal (Cirujano colombiano, pionero en Medicina Bioenergética)

Lo más grave es que desconocemos absolutamente el poder que poseemos y que está dentro de nosotros mismos. Es el poder de la autocuración que se sustenta en el autoconocimiento y la comprensión de la enfermedad.

Todos podemos autocurarnos mediante la autogestión del proceso de curación.

Es más fácil culpabilizar de nuestra infelicidad al entorno que asumir nuestra responsabilidad, cayendo así en el papel de víctimas. Las personas víctimas esperan que las curen porque sienten la falta de poder. La fuente del potencial es interna, todos tenemos un maestro interno, un médico interno, guías, y una fuerza interior latente. Nuestro poder se sitúa en la parte que no vemos: emociones desde el corazón, pensamientos elevados, fuerza de voluntad, intuiciones, imaginación, sueños... Nuestro centro de poder está en el corazón, y desde él podemos dirigir y gobernar nuestra vida.

El ser humano tiene un potencial infinito que desconoce. A medida que vamos resolviendo las dificultades de la vida, descubrimos partes de este potencial. Todavía no conocemos los límites de las capacidades y valores que poseemos. Los límites están en nuestras creencias, en el miedo y en los prejuicios. "Cuesta más eliminar un prejuicio que desintegrar un átomo" A. Einstein.

Dentro del potencial humano están sus valores, que casi siempre desconocemos. Los valores pertenecen a la conciencia. Entre ellos se encuentran: la inteligencia, la responsabilidad, la voluntad, la constancia, la perseverancia, la intuición, la imaginación, el discernimiento, la compasión, la empatía, la ternura,…La suma de todos ellos nos lleva al amor.

Pasar de la enfermedad a la salud es la experiencia más gratificante que el ser humano puede alcanzar, es el aprendizaje más completo porque remueve y renueva todos nuestros vehículos, desde los más sutiles hacia el más denso, que es nuestro cuerpo físico, y sienta las bases para una nueva vida con el descubrimiento de nuestro potencial. Ya no existe ni el miedo ni el victimismo que nos frenaban y se abre frente a nosotros un mundo de posibilidades.

VALORES – DEFECTOS

Se ha comprobado que si se pone atención en querer

eliminar nuestros defectos, lo que conseguimos es potenciarlos, porque es como si los alimentáramos. Cuando dirigimos nuestra atención a algo, le damos "energía". Por tanto, pondremos más énfasis en aumentar nuestros valores, y veremos cómo nuestros defectos se desvanecen poco a poco, expandiendo y perfeccionando nuestra conciencia.

Según Andreas Moritz (1954- 2012) Médico Ayurveda que estudió en la India y en Nueva Zelanda y escribió numerosos libros para ayudar a superar la enfermedad a personas de todo el mundo:

• "Cada uno de nosotros crea su propia realidad. Somos los que dirigimos nuestro destino."

• "Dado que nadie puede pensar o sentir por mí, soy el único creador de mi realidad".

• "Todo lo que ocurre en mi cabeza está destinado a materializarse en un momento u otro de mi vida".

EL SER HUMANO EN SU GLOBALIDAD
UNA VISIÓN HOLÍSTICA PARA ALCANZAR LA SALUD

Desde una visión holística del ser humano, las enfermedades se tienen que abordar como una totalidad interdependiente.

La recuperación de la salud pasa por un proceso integrativo de 5 aspectos íntimamente interrelacionados, ya que trabajan, se influyen y se condicionan entre sí de forma simultánea. Cada aspecto pertenece a uno de los cuerpos o vehículos que el ser humano posee. Solo el cuerpo físico es tangible, los demás, como el bioenergético, el emocional, el mental y el espiritual o sutil, son intangibles y son vehículos de energía. Somos como las muñecas rusas, un vehículo dentro del siguiente. El cuerpo más pequeño es el físico y los demás se van superponiendo a él.

LA ENFERMEDAD ES MULTIFACTORIAL

La enfermedad es también holística. Debemos sanar cada uno de los 5 aspectos mencionados para recuperar la Salud. El proceso de sanación es un viaje que va desde lo más sutil, el aspecto espiritual, hasta lo más denso, el cuerpo físico. La enfermedad forma parte de los esfuerzos del hombre para adaptarse a las condiciones que le toca vivir, y es en esta experiencia cuando hemos de ser conscientes de que es fruto de malgastar nuestra energía por no ser consecuentes con nuestras decisiones a la hora de actuar, olvidándonos que no obedecen a nuestra esencia, a nuestro "yo", porque no somos coherentes con lo que pensamos y sentimos. Nuestro cuerpo expresa un malestar espiritual por no ser fieles a nosotros mismos, y aparece el enfado con el mundo, el rencor, el resentimiento, la intolerancia,... por haber permitido supeditarnos a los demás.

La enfermedad es un punto de inflexión que si se aprovecha es un impulso en el desarrollo y evolución de la conciencia.

La enfermedad viene de ti, de dentro. Cuando llega la enfermedad, acógela, porque la solución está dentro de ti. Tú eres tu médico, tu maestro, tu parte divina,...

Para superar la enfermedad es necesario hacerlo desde los cambios como: la manera de pensar (apertura de la mente), la manera de sentir (apertura del corazón) y de actuar (modificación de hábitos).

El objetivo de este método es dar la información necesaria para que podamos hacernos responsables de la propia salud y autogestionarla, porque es a nosotros a quien va dirigida la enfermedad. Desconocemos cómo salir de la enfermedad porque no sabemos las causas y las consecuencias que de ellas se derivan, ya que no las relacionamos con nosotros. Desconocemos las causas y las consecuencias por desconocimiento de nosotros mismos y de nuestro potencial. Por ejemplo, cuando nos caemos y nos rompemos un hueso, vemos la causa y la consecuencia , pero en el caso de una enfermedad, desconocemos la causa pero sufrimos sus consecuencias. Es necesario saber qué nos puede ayudar:

1º) Se necesita **anhelo**, querer salir de esta condición. Imaginemos que estamos en una habitación, muy cómodos, y nos muestran la puerta de salida. No todo el mundo querrá salir.

2º) Reconocer que hay unas **causas psicoemocionales** en cada enfermedad y averiguarlas para poderlas resolver.

3º) Estar dispuestos a hacer **cambios** en nuestra vida.

4º) La **información** necesaria para poder **actuar**.

5º) El **esfuerzo**. Sin esfuerzo no hay transformación y sólo la conciencia, cuando está activa, puede hacerlo, porque ella tiene la capacidad de reconocer la realidad, comprender la experiencia que nos toca vivir y conseguir los objetivos que nos hayamos propuesto.

La experiencia con el dolor (anímico, psicoemocional y/o físico) de la enfermedad es el mayor impulso para realizar una gran transformación en la manera de pensar, sentir y actuar, que posibilita la evolución de la conciencia. Si no hay sufrimiento, no hay necesidad; y si no hay necesidad, no hay cambios que nos conduzcan a la transformación para alcanzar la salud.

Cuando enfermamos tenemos la oportunidad de cuidar de nuestra propia salud e iniciar una nueva vida. El anhelo y la voluntad de sanar nacen de nuestra fuerza interior, del poder de la conciencia. Nuestra parte espiritual sujeta y da vigor a nuestra parte material, ya que son los dos extremos del ser humano.

La enfermedad, y el sufrimiento que de ella se deriva, nos llevan, por necesidad, a la búsqueda, al movimiento, al cambio, y es en los cambios, donde encontramos nuevas experiencias que son la base de nuestro proceso. No hace falta apartarnos del mundo, porque en el mundo y en su naturaleza es donde encontramos la fuente de la salud que nos permitirá continuar en el río de la vida.

La enfermedad es una señal de fragmentación y separación. La Salud es la manifestación de la integridad o unidad de todas las partes. La vibración de dar las gracias a las células de nuestro cuerpo por su trabajo incesante, conecta lo que ha sido separado.

Si enfermamos y no activamos la conciencia no seremos capaces de reconocer que la enfermedad no ha sido por causa de la mala suerte o del destino, sino que la hemos generado nosotros. Tenemos que hacer un trabajo de introspección, de búsqueda interna, de autoreflexión, para llegar al auto-conocimiento y a la comprensión de la causa de la enfermedad.

Es difícil reconocernos imperfectos, ya que tenemos muy buena imagen de nosotros mismos, y cuando alguien nos hace ver que no somos perfectos, inmediatamente nos autoengañamos con justificaciones de nuestros actos.

Autoengañándonos no vamos a salir de nuestra condición de enfermos. Nos conviene aceptar la realidad de una manera objetiva, aceptándonos tal como somos, no como querríamos ser. Esto es la verdadera autoestima.

La enfermedad es, a veces, el último intento para recobrar la conciencia perdida de lo que realmente somos. La conciencia es la mejor medicina porque nos hace responsables y coautores de nuestra salud. El ser humano es el responsable de la enfermedad y no la víctima inocente. Hemos de reconocer que nuestros hábitos de vida nos dan la salud o la enfermedad, y es más fácil aprender a consumir alimentos sanos que someterse a tratamientos costosos y dolorosos. No esperemos el medicamento milagroso.

Desde una visión holística o global del ser humano la enfermedad crónica tiene aspectos diversos:

ASPECTO ESPIRITUAL

• El alma, nuestra primera fuerza creadora de Salud.

"No intentes jamás curar el cuerpo, sin antes haber curado el alma" Hipócrates

Este aspecto es el más intangible y sutil. No se puede medir, calibrar, pero todos conocemos la importancia de la imaginación, intuición, voluntad…que son valores de la conciencia.

La paz del alma es la Salud. El cuerpo es el reflejo material del alma.

El Aspecto Espiritual es el motor, porque da la fuerza para superar la enfermedad. La fortaleza espiritual hace mover todos los demás vehículos (mental, emocional, energético y físico) hacia lo que se proponga, en este caso, conseguir la salud. Nuestra parte espiritual y física son la misma cosa, son los dos extremos del ser humano.

La primera enfermedad del alma es la que aparece después de un largo recorrido en el des-ánimo, la des-esperanza, la des-motivación, la pérdida de objetivos, del sentido de la vida…que nos conducen a perder las ganas de vivir en mayor o menor grado, y el cuerpo obedece y enferma. También, por la falta de amor a nosotros mismos o bajada de autoestima. Todo ello es causa de la disminución de la energía, del impulso y de que el motor de nuestra fuerza interior pierda la voluntad y la acción. Si no hay voluntad, no hay acción.

• La enfermedad es falta de amor.

A medida que vayamos trabajando internamente nos daremos cuenta que la enfermedad aparece por falta de amor, como en los siguientes casos:

·Resentimiento, reproches y quejas continuas que persisten en el tiempo.

·Acumulación de odio, rabia y rencor.

·La desesperación que cree que todo es inútil.

·Represión en la expresión adecuada de las emociones, como por ejemplo la ira contenida.

·Pérdida de la razón de la existencia, desolación.

·Sentimiento de abandono (divorcio o muerte de la pareja)

·Resistencia a los cambios.

·Apocamiento frente a las dificultades.

·Depresión

- El amor, la amistad, el aprecio…unen y generan serotonina, además de promover el bienestar, buen humor y longevidad saludable. El odio divide, genera cortisol y prepara el terreno hacia la enfermedad y el envejecimiento prematuro.

- Hay que reconciliarse con el pasado y no tener miedo al futuro para poder vivir plenamente en el presente.

- Creer que me voy a curar es crear la sanación. Creer es crear. Hay que creer para ver, no ver para creer.

- Dejar de juzgar. Cuando juzgo no estoy viviendo el presente, estoy viviendo el pasado, no estoy actuando con conciencia, ya que el aquí y el ahora es el único momento del poder de la conciencia.

- Tomar la decisión de ser responsable de la enfermedad ahora, en el presente. Preguntarse qué puedo hacer para mejorar mi condición y salir de la forma cómoda y de la complacencia para empezar a cambiar.

- Afrontar la incomprensión de los demás en la toma de decisiones durante el proceso de curación.

LA ROSA, SÍMBOLO DEL AMOR

Cuando hay amor, este se refleja como una rosa de 6 pétalos: la Fe o Confianza, la Entrega, la Ayuda al prójimo, la Abundancia, el Perdón y la Superación de los obstáculos. El Amor está en el centro de la rosa, porque es el corazón.

EL PODER DE LA ORACIÓN

Nuestra energía psíquica recoge todo el contenido del consciente, subconsciente e inconsciente. Tenemos que vaciar todas las memorias de dolor, limitación, no merecimiento, miedo, culpabilidad, de no ser capaces,... Para cambiarlas por poder, salud, bienestar,... En definitiva, se resume en poder vivir el cielo en la tierra, y dejar atrás la vida pasada. Esto solo lo alcanzan las personas que creen que es posible y practican la oración y la visualización creativa.

Los niños que nacen ahora ya están conectados a esta abundancia y fuerza que les permite, si los adultos los apoyan, disfrutar de una vida nueva, nada que ver con la nuestra hasta ahora.

La oración es capaz de conectarnos a la fuente de todo

este poder las 24 horas del día, y la visualización creativa nos permite co-crear, convertir nuestras aspiraciones en realidad.

Se han hecho diferentes estudios en diversos hospitales, que evidencian el poder de la oración. Concretamente, en un estudio realizado en 1995 en el Centro Médico Dartmouth-Hitchcock de EEUU, se puso de manifiesto que, en un grupo de enfermos de cirugía cardíaca, la tasa de mortalidad era tres veces mayor entre los que no oraban.

Dentro de las oraciones más comunes, está el Padre Nuestro. No es necesario ser un cristiano practicante para rezar el Padre Nuestro. Solo hay que creer en un poder superior, y aceptar que nuestra vida tiene un propósito dentro de este poder.

Si te decides a rezarlo, hazlo con amor, con intención, con todo tu Ser.

El Padre Nuestro es el manual para sentirnos protegidos, y la rosa de los 6 pétalos es el mapa que nos guía.

El amor empieza por uno mismo. Esto no es egoísmo, sino respeto hacia nosotros. Cuando hay autoestima, dignidad y nos queremos, somos capaces de dar y recibir con una mayor calidad.

Necesitamos saber que las enfermedades las generamos nosotros, son el resultado de nuestros conflictos internos. Son las consecuencias de nuestros actos. Los actos siempre se mueven en el acierto o en el error.

Para iniciar el camino hacia la salud tenemos que comprender que las enfermedades no empiezan en el cuerpo físico sino que tienen su origen en el alma y sus causas se encuentran en la falta de desarrollo de nuestros valores y en la no alineación de las tres fuerzas que todos poseemos: pensar, sentir, y actuar.

Cuando la causa de nuestro sufrimiento y el origen del conflicto nos parece que está en otra u otras personas, tendremos que aceptar que fue debido a que, ante todo, fuimos nosotros quienes nos dejamos hacer daño por miedo, por no saber o por no atrevernos a decir "no" cuando era necesario, y que este aprendizaje nos lleva a dirigir nuestra vida sin el apoyo o el freno de nadie.

Por otra parte, es necesario sustituir el binomio "víctima-verdugo" del antiguo paradigma por otro nuevo que transforma el papel del "verdugo" y lo cambia por el de "maestro" que nos lleva a vivir experiencias dolorosas para aprender de ellas y no repetir nunca más lo vivido. Estas experiencias son la materia prima de nuestro camino evolutivo y son la base de otras nuevas que ya no se viven con el dolor y sufrimiento del pasado, sino con el interés y la ilusión por conseguir una nueva vida que ya no se someta a ningún "verdugo", porque ya hemos aprendido a vivir y a experimentar como seres libres.

Si no aceptamos el rigor de la vida y nos revelamos y protestamos, no avanzamos ni evolucionamos como conciencia.

Cuanto más difíciles han sido las experiencias, más habremos crecido y evolucionado, pero para que sean una sólida base tendremos que cambiar el rencor y el resentimiento inicial por la comprensión y el agradecimiento de que tan solo han sido pruebas para afrontar con más valentía el futuro y no repetir los errores del pasado. Ser agradecidos por lo que hemos vivido en el pasado nos aporta la reconciliación necesaria para continuar al lado de nuestros seres queridos.

"La energía de la gratitud es el mayor secreto de la curación y un requisito esencial para que se produzca"
Andreas Moritz

EL PROCESO DEL DESARROLLO DEL ASPECTO ESPIRITUAL Y SUS 3 ETAPAS

-La culpa (el pasado)

-El miedo y la preocupación (el futuro)

-La evolución (el presente)

"No mires hacia atrás con ira ni hacia adelante con miedo, sino a tu alrededor con atención". James Thurker

Puedo utilizar los recuerdos, pero no permitir que los recuerdos me utilicen. En los recuerdos soy un esclavo, desde los recuerdos puedo crear la libertad.

El Presente es conciencia, conocimiento, es verdadero. Es.

Cuando nos liberamos de las cargas del Pasado, entonces la acción en el Presente, se convierte en terreno fértil para la creación del Futuro.

• La Culpa (el pasado)

La **culpa** es desagradable, vive en el **pasado,** pero a nosotros nos gusta revivir el pasado y llevarlo al presente porque somos adictos al dolor y al sufrimiento en diferentes niveles.

Y si en el pasado hay algo agradable lo proyectaremos al futuro para poder revivirlo y volverlo a disfrutar, pero nos damos cuenta de que nunca se puede repetir exactamente una experiencia y nos quedamos decepcionados, frustrados.

El dolor del pasado no trascendido se convierte en memorias tóxicas. **Las memorias tóxicas del pasado** son aquellas que contienen los sufrimientos específicos de cada persona.

Ejemplos de memorias que pueden causar enfermedad:

- Memorias de sufrimientos vividos

- Memorias que se viven como órdenes de mandato materno.

- Memorias de muerte obligatoria. Cuando la madre siente miedo a morir durante la gestación o el parto, pasa este miedo al niño.

- Memorias de no aceptación de la muerte de un ser querido.

Todas ellas son capaces de causar enfermedades mediante la despolarización celular, pero se pueden eliminar.

No hemos malgastado un solo minuto de nuestro pasado, porque cada experiencia nos ha llevado a la persona que somos ahora, en este instante. Hemos de bendecir el pasado por las lecciones aprendidas para poder vivir el presente, y aprovecharlas para el futuro.

Ejemplo de visualización para librarnos del pasado: Poner en un saco blanco todos los sufrimientos y todos los dolores del pasado. Átalo y arrójalo río abajo, para entregarlas al mar, donde todo se regenera.

● **El Miedo (el futuro)**

Normalmente el **miedo** se relaciona con el **futuro**.

Reconciliarse con el pasado y anular el miedo al futuro para poder **vivir en el presente**.

El miedo bloquea la vida, las membranas de nuestras células se contraen encerrándose en su interior e impidiendo hacer su trabajo correctamente.

El miedo es lo peor, porque mina nuestras defensas. Por el contrario, la confianza en una mismo fortalece nuestro sistema inmune.

La finalidad de la célula es comunicarse con su entorno, intercambiar, nutrirse del medio exterior, dilatarse para aumentar su espacio vital e irradiar su fuerza alrededor de sí misma.

Cuando la célula se encuentra en situación de peligro, rompe el contacto con el medio externo, lo percibe como una amenaza y se repliega sobre sí misma, concentrando su fuerza en el interior, a fin de reservarla para las funciones esenciales de la vida, lo cual le permite sobrevivir. Dr. Louis Corman (1901-1995), morfopsicología. Ley de la expansión – contracción.

Cuando salimos de la forma cómoda, que es lo que conocemos, y nos adentramos en lo nuevo, que es lo desconocido, aparece el miedo. Los cambios necesarios para sanar nos cuestan y nos dan miedo, pero son el único camino hacia la salud.

Las glándulas tiroides son las receptoras de todos los miedos conscientes e inconscientes. La verdadera causa de la obesidad son los miedos y para poderlos soportar se crea la obesidad.

El **miedo** es un mecanismo cerebral que detecta el peligro y que depende de la estructura mental de cada persona. Hay 4 formas de respuesta ante el peligro:

(1) Retirada: Ejemplo: miedo al fracaso. La víctima entierra sus anhelos y sus sueños por miedo al fracaso. No se permite la experiencia de fracasar, pero contempla cómo se arriesgan los demás.

(2) Ataque: Ej.: por miedo a un enemigo

(3) Sometimiento: Ej.: miedo a una autoridad

(4)Inmovilización: Ej.: miedo a la muerte

Después del diagnóstico aparece el **miedo**.

Hay 3 tipos de **miedos**: la fobia, el pánico y el estrés traumático.

El miedo está muy relacionado con los procesos patológicos porque nos lleva a quedarnos anclados.

El miedo nos paraliza, no nos deja avanzar, pero la alegría y las ganas de vivir aceleran el proceso curativo.

Cuando hay miedo no hay voluntad ni acción y sólo en la acción hay experiencia y evolución.

¿Cómo tiene que ser esta **acción**? Siempre en el límite de nuestras posibilidades y si conseguimos lo que nos habíamos propuesto, la próxima acción tiene que ser un paso más, y la siguiente más. Aquí está nuestro camino evolutivo. Hacer lo que ya hemos hecho muchas veces no nos motiva, nos aburre. Lo nuevo siempre es una aventura que nos hace crecer.

Frente al miedo está la osadía. El osado puede ser que cometa errores, pero estos errores son la materia prima para aprender en lo nuevo.

Miedo + Pasividad → No Acción = No Curación

Actualmente el ser humano, y el enfermo en particular, se ha convertido en un súbdito manipulado por el miedo, que lo ha llevado a convertirse en esclavo.

• La Evolución (el presente)

Entre el pasado y el futuro nos olvidamos del presente, que es el momento más importante porque es el único que cuenta para la acción. En nuestro caso, para la superación de la enfermedad o para permanecer sanos. Hemos de estar atentos a las consecuencias de nuestros actos, porque ellas nos muestran si estamos construyendo o destruyendo. Por ejemplo, si lo que hacemos origina malestar y sufrimiento a nosotros y a nuestro entorno, hemos de cambiar. Si no hay cambios, repetimos los hábitos del pasado y no es posible salir de la enfermedad. Dentro de los cambios necesarios consideraremos los siguientes: cambio de actitud (no pasividad, actividad), de estilo de vida (bajar el estrés y la autoexigencia personal), de estructura psicológica (apertura de la mente), de relación con el entorno (aprender a decir "no"), de hábitos, y dentro de ellos, recomiendo el cambio de alimentación que se propone en este método. Hemos de comprender que somos lo que comemos, y también lo que pensamos, sentimos y hacemos.

El enfermo que se limita a hacer aquello que ya conoce, no evoluciona, se enquista y no puede crecer. Somos hijos de nuestras obras. Si no hacemos nada, no somos nada. Los cambios nos llevarán a una gran transformación de la manera de pensar, sentir y actuar, y generarán una nueva persona.

¿Nos damos cuenta de nuestra realidad? No, porque no vivimos en el aquí y el ahora, la mayor parte del tiempo estamos pensando en lo que pasó o en lo que pasará, y si pensamos en el presente es en relación al futuro o al pasado.

En el **presente** está la realidad de la vida y si somos activos mentalmente y físicamente, y hemos encontrado el sentido de la vida, ya no hay ni miedo ni culpa y podemos trabajar en sincronía con el universo. Cuando aparecen dificultades a lo largo de la vida hemos de estar atentos porque en ellas están los puntos pendientes por descubrir y trabajar. Estos conflictos son los puntos de inflexión que nos hacen **evolucionar,** porque la prueba más difícil de comprender es el dolor y la enfermedad. Si no fuera por las dificultades, la vida sería como un "electroencefalograma plano" y nos convertiríamos en muertos en vida.

Cuando los conflictos nos devoran porque no sabemos transformarlos aparece la enfermedad como señal de que se ha parado el principio de la vida. La vida nos lleva siempre a fluir, a caminar, a continuar; por eso la enfermedad nos avisa de que para sobrevivir hay que orientarse hacia la resolución de todos los conflictos y sufrimientos.

El primer paso para salir del sufrimiento es siempre la conciencia, porque hasta que no seamos conscientes de quienes somos realmente con todas nuestras posibilidades, no podremos hacer ningún cambio. Estamos llenos de heridas emocionales que hemos de sanar del pasado, pero también es aconsejable empezar a controlar las emociones del presente. Cuando perdemos el control, decimos cosas que no queremos decir y hacemos cosas que no queremos hacer.

Para que la vida pueda continuar sin sufrimiento tenemos que curar las heridas del odio, la rabia, la envidia, la tristeza, la injusticia, el miedo…Todo ello se basa en los conceptos y creencias de nuestra educación. No es necesario que suframos más, es aconsejable iniciar el recorrido del perdón porque es la única manera de sanarnos. El perdón es la clave.

Este proceso empieza con el perdón a nuestros padres, a

nuestros hermanos, a nuestros amigos y a los que creemos enemigos. No obstante lo más importante es perdonarnos a nosotros mismo para aceptarnos por completo tal como somos. Cuando llegamos a conseguirlo nos convertimos nuevamente en "niños libres", pero con experiencia y conocimiento para empezar a dirigir nuestra vida sin la carga del pasado, con las heridas sanadas para vivir plenamente el presente.

HERRAMIENTAS DE SUPERACIÓN EN EL ASPECTO ESPIRITUAL

Son paralelas a la medicina tradicional, las podemos llamar "Tradición Espiritual")

-Los Cuatro Acuerdos

-Ho'oponopono

Los Cuatro Acuerdos (La Libertad)

Mientras vamos eliminando memorias recurrentes (que se repiten hasta comprenderse) que volvieron y han vuelto a repetirse generando dolor, sufrimiento, miedo y enfermedades, tenemos que buscar la forma de no generar nunca más en nuestras vidas nuevas memorias que no nos dejan vivir en armonía. Si recurrimos a la tradición espiritual primitiva, como recurrimos a la medicina, filosofía, etc y todos los pilares de la tradición del conocimiento, nos encontramos con el conocimiento tolteca, que elimina todos los dogmas y creencias heredados que nos limitan, por la enseñanza de una forma de vivir que conduce a la libertad.

Los toltecas eran una cultura mesoamericana. La palabra tolteca significa: artesano de la conciencia.

En el proceso hacia la impecabilidad, los toltecas nos muestran su sabiduría. El Dr.Miguel Ruiz, en el libro Los Cuatro Acuerdos, resume en estos cuatro consejos el camino hacia una vida mejor.

Primer acuerdo: "Sé impecable con tus palabras". Dentro de nosotros existe el Juez que decreta, la Víctima que sufre la culpa, el castigo y el sistema de creencias. Nadie nos maltrata más que nosotros mismos. "Sé impecable con tus palabras" es no utilizarlas contra nosotros mismos y así limpiamos todo el veneno emocional que hay en nuestro interior. Las palabras son el don más poderoso que tenemos y si no limpiamos nuestro veneno interior, lo proyectaremos hacia los demás mediante opiniones, comentarios o chismes venenosos. Se puede medir la impecabilidad de nuestras palabras a partir de nuestro nivel de autoestima, de sentirnos bien, felices y de estar en paz. Para conseguirlo tenemos que plantar la semilla del amor que reemplaza la del miedo y consigue el cambio de vida hacia la libertad, el éxito, la abundancia y la alegría. Podemos vivir en el cielo, en medio de miles de personas que viven en el infierno, porque nos volvemos inmunes.

Segundo acuerdo: "No te tomes nada personalmente". No somos responsables de los actos de los demás, sólo lo somos de nosotros mismos. Lo que hagan o digan de nosotros no nos tiene que herir porque sólo es la expresión de sus programaciones de creencias y se refieren a sus propios sentimientos y opiniones. Si no nos lo tomamos personalmente seremos inmunes a todo el veneno. No necesitamos que nos acepten cuando tenemos autoestima. Nada de lo que los demás dicen es por ti. Lo dicen por ellos mismos, por su programación, para vaciarse de sus propios sufrimientos, pero no lo consiguen, ya que no disminuyen, sino que cuando proyectan veneno reciben más de lo que vacían.

Tercer acuerdo: "No hagas suposiciones". Producimos mucho veneno emocional haciendo suposiciones y tomándonoslo personalmente porque acto seguido empezamos a criticar. Es mejor preguntar que hacer suposiciones, porque las suposiciones crean sufrimiento. Suponemos que los demás piensan, sienten, juzgan y maltratan como nosotros lo hacemos y nunca es así.

Si aclaramos todas las dudas con preguntas, nos comunicaremos mejor con el mundo y nuestras relaciones cambiarán, nuestras palabras se volverán impecables, no habrá violencia, ni disputas y todos nuestros problemas se resolverán para conseguir la libertad personal.

Cuarto acuerdo: "Haz siempre lo máximo que puedas". Lo máximo que podemos fluctúa continuamente porque no siempre estamos igual de despiertos, sanos, felices, con el mismo estado de ánimo…Si estamos cansados e intentamos esforzarnos demasiado gastaremos demasiada energía, agotaremos nuestro cuerpo y no alcanzaremos nuestro objetivo. Por otro lado, si hacemos menos de lo que podemos, nos sentiremos frustrados y culpables.

Limitándonos a hacer lo máximo que podemos en cualquier circunstancia, no nos juzgaremos ni nos culparemos ni castigaremos. No estamos aquí para sacrificar la alegría ni la vida.

Cuando hacemos lo máximo porque amamos hacerlo, por puro placer, no para ser recompensados, disfrutamos de todo lo que hacemos. Decimos que no o que sí, cuando queremos, porque tenemos derecho a ser nosotros mismos.

No tenemos que juzgarnos si no somos capaces de cumplir estos acuerdos, cuando hacemos lo máximo que podemos, y actuamos para conseguirlo. En el momento que lo logremos, ya no viviremos más en el infierno. Practicar los cuatro acuerdos es un gran acto de poder, es el resumen de la maestría de los toltecas y se necesita una fuerte voluntad, porque la vida está llena de obstáculos. También se necesita ser guerrero para trascender el mundo y utilizar todo el poder que tenemos para perseverar hasta que los Cuatro Acuerdos dibujen nuestra vida y vivamos la transformación.

Los toltecas comparan al Juez, a la Víctima y al Sistema de Creencias con un parásito que invade la mente humana y nuestro sueño personal. Todos los seres domesticados están enfermos del parásito que se alimenta de las emociones negativas que provoca el miedo. Cada vez que nos enfrentamos a un miedo, somos un poco más libres.

La libertad que buscamos consiste en utilizar nuestra mente y nuestro cuerpo para vivir nuestra vida, revelándonos como lo hacen los guerreros. Nuestra guerra es contra el parásito, para conseguir el cielo (salud, paz, bienestar, felicidad,…) en nuestra mente y en nuestra vida.

Como complemento a los Cuatro Acuerdos, es importante aceptar el rigor de la vida porque si no, no avanzamos ni evolucionamos y frente al rigor, ni miedo, ni pereza, ni mentira.

Curar las heridas emocionales: el PERDÓN

Para curar las heridas emocionales por completo debemos abrirlas y extraer el veneno. Para ello hemos de perdonar a los que se han portado mal con nosotros, no porque se lo merezcan sino porque nos queremos y no necesitamos continuar pagando por estas injusticias.

El perdón es la única manera de sanarnos. Para perdonar debemos decir: "¡Ya basta! No volveré a ser el gran Juez que actúa contra mí mismo. No volveré a maltratarme. No volveré a ser la víctima".

Una vez perdonados a nosotros mismos, el autorrechazo desaparecerá de la mente y podemos perdonar a los demás. Empezaremos a aceptarnos, y el amor hacia nosotros será tan fuerte que nos aceptaremos por completo tal como somos. Así empezamos a ser libres. El perdón es la clave.

Sabemos que hemos perdonado a alguien cuando lo veamos y ya no sintamos ninguna reacción emocional.

Otro elemento fundamental para nuestra sanación, dentro

del aspecto espiritual, es:

Ho'oponopono

Es una herramienta muy poderosa que utiliza la energía interior sanadora, mediante el perdón y el amor hacia nosotros.

Antes de adentrarnos en lo que es HO'OPONOPONO tenemos que comprender que todo lo que pasa externamente, como el cambio climático, las guerras, la crisis económica...antes ya ha sucedido internamente en forma de dificultad, conflicto, tensión, enfermedad...porque recogemos lo que sembramos dentro de nosotros mismos para proyectarlo al mundo.

Todo el mundo es tu creación. Es tu responsabilidad en un sentido literal. Si asumimos la completa responsabilidad en nuestra vida, todo lo que experimentamos, todo lo que vemos que no nos gusta, es nuestra responsabilidad. Son proyecciones que salen de nuestro interior. El problema no está fuera, está dentro de nosotros para resolverlo y sanarlo. Esto es difícil, porque echarle la culpa al otro, es más fácil que asumir la total responsabilidad.

Amarte a ti mismo es la mejor forma de mejorarte a ti mismo y de mejorar tu mundo. Cuando deseamos mejorar cualquier aspecto de nuestra vida, hay sólo un lugar donde intentarlo: dentro de nosotros; y cuando miremos hacia dentro, hagámoslo con amor.

Todos tenemos un contenido profundo de **memorias tóxicas del pasado**. Si queremos hacer un trabajo de vaciado de dichas memorias, que nos llevan a repetir toda clase de desequilibrios, problemas y enfermedades, y queremos, además, conseguir nuestra Identidad, podemos practicar un antiguo procedimiento Hawaiano llamado Ho'oponopono.

Ho'oponopono está compuesto por 4 partes: el arrepentimiento, el perdón, el amor y el agradecimiento dirigidos a nuestra Divinidad interna, a nosotros mismos.

Ho'oponopono significa "corregir un error" o "hacer lo correcto" en la lengua original de los hawaianos.

-Todo lo que vemos que nos disgusta de nuestro prójimo también existe en nosotros. Cuando alguien hace algo que produce en nosotros una reacción, es que compartimos con ella una o varias memorias. Es una gran oportunidad entonces limpiarlas mediante esta práctica. Todos somos uno. Si cada uno de nosotros mejora, el mundo también mejora.

-Cuando percibo cualquier problema me he de preguntar: ¿Qué hay en mí que necesito liberar?

-Los terapeutas piensan que están ayudando a las personas pero en realidad la finalidad de su trabajo es limpiarse a sí mismos.

-Esta práctica tiene como objetivo llegar a conseguir la Identidad Propia y así todo en nuestro entorno encuentra su lugar y su paz.

-Ser Identidad propia requiere incesante limpieza de las memorias. Las memorias son compañeras constantes de la Mente Subconsciente y nunca paran de repetirse, son recurrentes, por esto deben ser limpiadas hasta conseguir cancelarlas.

Existen millones de memorias inconscientes en nuestras Mentes Subconscientes y son estas memorias las que toman las decisiones por nosotros. Y como no somos conscientes de esas memorias, necesitamos hablar con nuestra Divinidad Interna para cancelarlas diciendo:

"Divina presencia, sana aquí y ahora, la totalidad, desde la raíz y para siempre, la parte de mí que ha originado este conflicto" y a continuación:

-Lo siento

-Perdóname

-Te quiero

-Gracias

-Intentar ayudar a las personas hablándoles, no sirve de nada. Necesitamos limpiar nuestras memorias constantemente para ayudarles.

-Limpiar significa pedir a nuestra Divinidad que coja nuestras memorias, que son los problemas de la vida, y las transmute en luz, neutralizando sus efectos. Las memorias transmutadas dejan un espacio vacío que es llenado por la inspiración que nos guía.

-La mejor forma para sanar cada aspecto de nuestra vida y para el universo externo, es asumir en cada situación nuestra responsabilidad al 100% y trabajar con nosotros mismos. No podemos culpar a los que nos instigan, molestan…porque sólo son el espejo de nuestras memorias que se repiten.

-La culpa, el miedo, la depresión, la pobreza, el odio, el resentimiento,…son memorias repitiéndose.

-El propósito de la vida es ser la Identidad Propia, ser nosotros mismos, nuestra conciencia, a semejanza de la Divinidad que la creó, vacía de memorias e infinita.

-La Mente Consciente tiene que elegir entre una incesante limpieza o permitir que las memorias repitan problemas constantemente.

-A las memorias les podemos decir mentalmente: "Te amo" antes de hacer cualquier actividad como comer, trabajar, ir en coche, o bien "gracias" constantemente, como síntesis de las 4 frases: lo siento, perdóname, te quiero, gracias.

-Cada familiar, compañero, amigo, nos sirve para trabajar sobre nosotros mismo, para limpiar las memorias de nuestro pasado. Cuando aparece alguien nuevo en nuestra vida, tenemos que estar atentos porque seguro que habrá algo en él que nos desagrada y por tanto pertenece a nuestras memorias. Hemos de agradecer las memorias porque nos permiten trabajar con ellas y avanzar hacia la Identidad Propia, nuestro destino.

Cuando practicamos el Ho'oponopono, no tan solo mejoramos nosotros, sino todos nuestro mundo externo (familiares, amigos,…, universo).

Puede descargarse de forma gratuita un libro interesante sobre Ho'oponopono:
http://www.alternativamexico.com/Hooponopono.pdf

CONCLUSIÓN DEL ASPECTO ESPIRITUAL

El origen de la enfermedad, desde el **aspecto espiritual**, está en los conflictos de la vida no resueltos. Si realmente queremos superar la enfermedad, es necesario empezar por el perdón y la reconciliación para acabar agradeciendo.

El perdón y la gratitud son las dos energías fundamentales para la curación.

El perdón porque cierra el pasado.

La gratitud porque nos conecta con la salud, la alegría y el bienestar. Es muy recomendable agradecer a nuestras células, que nos dan la posibilidad de reconectarnos con nosotros mismos y encontrar el sentido de la vida.

Donde hay dolor no hay amor.

Donde hay amor no hay dolor.

PRÁCTICA DEL ASPECTO ESPIRITUAL

-Relajación – Meditación – Visualización creativa

(Ver información en el segundo libro "De la fibromialgia a la Salud).

-**Introspección**. Nos lleva al autoconocimiento, a descubrir lo que nos falta (valores) y para trabajar con ellos y desarrollar la conciencia. (Ver tabla de autoreconocimiento en el segundo libro "De la fibromialgia a la Salud").

48

ASPECTO MENTAL

• El pensamiento, nuestra segunda fuerza creadora.

"Nuestra vida es nuestro pensamiento. Cuando un hombre cambia sus pensamientos hacia las cosas y las personas, las personas y las cosas cambian" Hipócrates

La mente, junto con el pensamiento, es la segunda fuerza creadora o destructora. En ella hay creación cuando usamos el conocimiento adquirido por la experiencia vivida y comprendida, que nos abre las puertas a una nueva realidad útil para alcanzar la salud, o bien destructora, cuando sólo hay tensión, presión y confusión, debido a la implantación rígida de una parte del conocimiento externo.

Somos máquinas programadas. Esta programación es el filtro de nuestros pensamientos y de nuestras emociones, que son los responsables de nuestro bienestar o sufrimiento, y nos condicionan el camino hacia la curación.

Nuestro punto de vista

No necesitamos convencer a los demás de nuestro punto de vista, porque derrochamos grandes cantidades de energía. Nos interesa ser flexibles como las cañas de bambú, que se doblan ante el vendaval y sobreviven. Con ello nos liberaremos de la actitud defensiva, del resentimiento, de juzgar y juzgarnos, y de la hipersensibilidad. Solo entonces seremos felices y libres.

No necesitamos justificarnos, pero sí aceptar a las personas y las situaciones tal como son en este momento, y no tal como desearíamos que fueran.

EL PENSAMIENTO ES ENERGÍA E INFORMACIÓN

Es un impulso de energía con información, como todo lo que existe en la naturaleza, que es capaz de movilizar la bioquímica de nuestro organismo, porque las células inmunológicas, las del sistema nervioso, las del sistema digestivo,...todas se enteran de nuestros pensamientos, de nuestro diálogo interno constante. Si pensamos en un zumo de limón, rápidamente segregamos las enzimas salivares necesarias para iniciar su digestión.

Cada pensamiento genera una emoción y cada emoción moviliza un circuito hormonal, que tendrá un impacto en los cinco trillones de células que tiene el organismo.

Por eso las enfermedades son más probables en períodos de depresión y de estrés.

Quién está deprimido proyecta tristeza a todo su cuerpo: bajan los neurotransmisores, bajan los niveles de hormonas, el ciclo del sueño se desorganiza. Las plaquetas de la sangre se hacen más pegajosas, hasta las lágrimas tienen una química diferente de cuando lloramos de alegría.

La enfermedad viene de una mala gestión de los pensamientos, emociones y acciones. Cuando comprendemos el error se puede equilibrar la bioquímica del cuerpo e ir hacia la recuperación de la salud.

CALMAR LA MENTE

Pronunciando "yo soy" salimos de la mente y de todos nuestros pensamientos repetitivos. Así de sencillo. Es la puerta para salir de la mente. Pero esta puerta sólo se abre si la pronunciamos desde la emoción, no desde el intelecto, desde el corazón, desde el sentir.

"Yo soy" nos lleva a nuestro centro y nos libera de nuestras limitaciones, nos permite dirigir nuestra vida sin que los miedos nos frenen.

La meditación acalla este diálogo interior de la mente para que surja la intuición.

TODO EL UNIVERSO ES MOVIMIENTO DE ENERGÍA E INFORMACIÓN

Todo el Universo es movimiento de energía e información

(Física Cuántica). El Universo es nuestro cuerpo ampliado. Nuestro cuerpo, a través de la conciencia y la mente, puede ser modificado en su contenido energético y en su información. Y también, al modificar nuestro cuerpo, modificamos nuestro entorno y nuestro mundo. Para conseguir estos cambios conscientes en nuestro cuerpo, usamos los 3 valores de la conciencia en el Presente, porque es el momento del poder de la conciencia: La Atención, la Voluntad y la Imaginación.

La Atención carga de energía al objeto al cual se dirige.

La Voluntad transforma.

La imaginación lo visualiza para darle forma.

Estos valores ayudarán a conseguir lo que hayamos deseado, mientras no violemos las Leyes de la Naturaleza y el Bien de la Humanidad.

Cinco pasos para alcanzar un sueño, en este caso, la Salud

Hay 5 pasos para conseguir lo que nos propongamos, en nuestro caso, llegar a la Salud:

1) Hacer una lista de los síntomas o molestias que queremos eliminar, y centrar la atención en ello.

2) Entrar en nuestro mundo interior, en el silencio, en

nuestro estado esencial. Haremos 7 respiraciones completas y relajaremos nuestro cuerpo, y entraremos en la meditación. Y visualizaremos nuestra intención en cada elemento de la lista. Esto significa plantar la semilla en un terreno fértil de la potencialidad del ser humano y su creatividad inherente a su conciencia, para esperar que dé fruto a su debido tiempo.

3) No compartir con nadie este proyecto interno de nuestra conciencia.

4) Aceptar el Presente con sus obstáculos, viviendo y aceptando la incertidumbre de no conocer el resultado.

5) Dejar que el Universo se ocupe de los detalles y nosotros haremos lo máximo adaptado a cada circunstancia, para que se cumplan todos nuestros sueños.

Practicar diariamente estos 5 pasos hasta la total resolución.

APERTURA DE LA MENTE

Necesitamos abrir la mente al autoconocimiento y a nueva información.

El autoconocimiento nos lleva a la apertura de la mente, a cuestionarnos las creencias y los anclajes. Nos hemos de cuestionar todas las creencias y anclajes, culturales, sociales y familiares, que nos frenan a través del miedo en nuestro proceso evolutivo, para después aprender a desaprender toda la información inútil que nos condiciona el camino hacia la salud.

Para sanar el aspecto mental es fundamental el autoconocimiento, porque nos ayuda a desvelar nuestros autoengaños y nuestra autojustificaciones.

El autoconocimiento nos lleva a descubrir nuestros defectos, pero también nuestros valores, nuestras capacidades, nuestro gran potencial .

Toda la información recibida hasta ahora sobre salud-enfermedad la tenemos que poner en tela de juicio porque actúa de filtro y nos condiciona el camino hacia la curación. Nos han hecho creer que las enfermedades no se pueden curar. Debemos aceptar el diagnóstico pero no el pronóstico. Si abandonamos la esperanza de curarnos, activamos el suicido endógeno. Abrir la mente hacia otros puntos de vista nos llevará a convertirnos en protagonistas, responsables y activos de nuestra salud.

Una mente rígida nos conduce hacia un cuerpo rígido.

La nueva información nos ayudará a poder eliminar la duda y el miedo que nos paralizan para la acción y el cambio.

Esto es lo que podríamos llamar la apertura de la mente. No se trata de creer, se trata de considerar y experimentar.

Después del diagnóstico hay dos formas de actuar:

1) creer que no hay curación porque así nos lo han comunicado.

2) Iniciar un nuevo camino dirigido por nosotros dejando la rigidez, un camino que empieza por quererse y querer a los demás desde otra dimensión.

EL PODER DE LA MENTE

La mente y el cerebro

A medida que la conciencia evoluciona, modifica el cerebro según sus propósitos, porque el cerebro es la única representación física de la mente. Pero lo cierto es que somos parte de una única mente, una mente que no ha perdido su cualidad infinita, al existir en las pequeñas porciones que son los seres humanos. Somos mentes conectadas mediante una red que forma parte del Todo.

La mente universal

El Universo (o los Universos) está lleno de autoconciencias

e inteligencias creativas. La creación de la realidad depende de cada uno. El cerebro imita la realidad que crea cada persona en un instante dado.

La mente es el jinete, el cerebro el caballo. Podemos conseguir que nuestro cerebro logre cualquier cosa que nos programemos, pero es nuestra mente la que dirige el proceso.

Mente

La mente está programada en la comparación, reconocemos las cosas por comparación. Tenemos una serie de arquetipos archivados en nuestra memoria, y cuando nos llega una impresión, buscamos en la memoria los arquetipos para reconocerla, siempre comparando. A través de la mente podemos entender, pero nunca llegaremos a comprender. La comprensión es la capacidad consciente de darse cuenta, y está relacionada con el corazón, a través del vehículo emocional.

Los dos factores de la mente

La mente intelectual y/o racional.

1) A través de la mente podemos elaborar conceptos, ideas, conclusiones, relacionar, hacernos preguntas,

formar opiniones...

2) El pensamiento racional se vuelve destructivo cuando no activamos la conciencia.

3) Los pensamientos nunca actúan solos, se asocian con las emociones y los instintos.

4) Los pensamientos ayudan a manejar los miedos y los deseos.

La mente intuitiva.

1) La intuición es un valor de la conciencia que llega al corazón o vehículo emocional, y después va a la mente, donde a veces se pierde por culpa del razonamiento, que nos lleva a desestimarla.

2) La razón es más lenta que la intuición.

3) La intuición no tiene límites previsibles. Hay que confiar en la intuición. Son mensajes, que si los capturamos y no los pasamos por la mente racional, nos ayudan a tomar importantes decisiones que nos llevan a la Salud.

Cuerpo y mente

1) Tu cuerpo tiene su propio lenguaje, te dirá lo que necesita y cuándo lo necesita. Olvídate del hábito que no se adecúa a las necesidades del cuerpo

(comer más tarde, ir a dormir a diferente hora…)

2) Centra la atención en partes del cuerpo que expresan molestia, pues el cuerpo envía energía curativa donde se fija la atención, trabajando con la visualización.

3) Activación de la voluntad. El sistema cuerpo-mente está preparado para satisfacer directa y espontáneamente todas las necesidades. Nuestros pensamientos son más poderosos de lo que creemos.

Las molestias que el cuerpo manifiesta como dolor, entumecimiento, espasmos, inflexibilidad, contracturas…son nudos que se pueden deshacer con técnicas de relajación y liberación. El cuerpo, como un ser independiente y autoconsciente, quiere atención y ser reconfortado. Aprende a escucharlo y reconocerlo.

Para que la curación de una enfermedad sea eficaz y completa, debe tener lugar en el nivel donde se generan todos los conflictos: en la Mente y en el Corazón de los enfermos.

Los pensamientos "morbosos" causan enfermedades y sufrimiento. Por el contrario, los pensamientos y sentimientos de amor, producen buena salud, vitalidad y felicidad. La calidad de nuestros pensamientos transforman los conflictos en nuestro entorno, en la sociedad y en cualquier parte del mundo. Por ejemplo, cuando vemos en la televisión algún desastre y nos angustiamos y tomamos partido al verlo, nos convertimos en participantes activos del conflicto, añadiendo más leña al fuego. En cambio, si somos capaces de tener pensamientos y sentimientos de compasión y amor por las víctimas y por sus agresores, sin emitir juicios de una parte ni de otra, entonces nuestra forma de pensamiento, conectada a la red de pensamientos de la misma calidad de otras personas, ayudará a atenuar el conflicto o a resolverlo por completo.

Somos partícipes de todo lo que observamos, y somos solo nosotros los que decidimos cómo actuar al respecto. La mente tiene elección y libre albedrío.

MENTE /Atención	
INCONSCIENTE	CONSCIENTE
- Pensamientos mecánicos.	- Pensamientos voluntarios
- Me indentifico (me ciego)	- No me identifico
- No entiendo ni trato de entender	- Trato de entender

Hay muchos libros de control mental que son fáciles de entender, porque solo nos hablan de la mente, que todos conocemos muy bien. Pero siempre les falta algo, les falta el corazón. Y el corazón solo colabora con la conciencia, que es la única que puede crear. Podemos afirmar que se necesita un trabajo en equipo de: mente, corazón y acción, dirigidas por la conciencia, para crear la curación.

Lo queramos o no, vamos hacia una visión más holística e integrativa de la salud.

Al poder del pensamiento se le suma el poder de la palabra, porque la palabra es una expresión de la energía vital. En la palabra es más importante el "qué" y el "por qué" que el "cómo".

SOMOS LO QUE CREEMOS

Por ejemplo:

El proceso de envejecimiento está profundamente arraigado en el sistema de creencias de cada persona. La conexión mente – cuerpo está activa siempre, por lo que la edad psicológica siempre producirá la correspondiente edad biológica. Pero si no nos asusta la vejez, y creemos en la regeneración celular, nuestro cuerpo se mantendrá joven. Los individuos que cuidan su salud, que son útiles a los demás, y que disfrutan de buenas relaciones de amor, son capaces de detener el proceso de envejecimiento.

Cuando las personas pierden su propósito en la vida, envejecen y mueren muy deprisa.

También se ha demostrado que las personas que meditan regularmente, su edad biológica corresponde a entre 12 y 15 años menos.

• Hay una mente universal. Somos seres universales que conectamos con todos los demás formando un Todo. La mente no está sólo dentro de la cabeza, está fuera expandiéndose en el universo o en los universos.

ASPECTO EMOCIONAL

• La emoción, nuestra tercera fuerza creadora.

Necesitamos aprender a transformar las emociones, que nacen en nuestro corazón.

El corazón siente la necesidad de cambiar nuestra condición de enfermos. Siente el anhelo y es quien elige alcanzar la salud.

La mente nos sabotea: ¡No conseguirás la Salud!

El corazón es nuestro aliado: ¡Tú puedes!

LA BIOLOGÍA DE LA AUTOCURACIÓN

Somos las únicas criaturas capaces de transformar nuestra biología con nuestros pensamientos y emociones.

Nuestras células están constantemente cambiando a través de nuestras experiencias. El cerebro, las hormonas, el ciclo del sueño, los receptores neuropéptidos, las plaquetas sanguíneas, las lágrimas…

Estos hechos confirman la necesidad de usar nuestra conciencia, para crear los cuerpos que realmente necesitamos.

El proceso de envejecimiento puede ser neutralizado cada día. La medicina está en nosotros. El cuerpo humano es capaz de fabricar medicamentos como: ansiolíticos, somníferos, inmunomoduladores, antihipertensivos,…la enfermedad viene de nosotros y no nos damos cuenta.

Somos responsables de poner en marcha nuestro potencial autocurativo, nuestra vida, nuestras relaciones humanas y con el medio.

Los bebés prematuros acariciados aumentan más rápidamente de peso. A los niños maltratados que no han crecido según su edad, con buenos tratos y afecto, su cuerpo fabrica la hormona del crecimiento.

Seamos nuestra propia curación, busquémosla en nuestro interior.

LOS CONFLICTOS

Debemos aceptar que toda nuestra experiencia vivida es una acumulación de conflictos emocionales por resolver.

La forma en cómo vivamos estos conflictos marcará nuestra salud. "Una emoción nos puede enfermar. La angustia ante lo incierto, el miedo, la desesperanza, el remordimiento, la rabia...Cada una tiene su bioquímica y es venenosa, es depredadora del sistema inmunitario" Stella Maris (Terapeuta de psiconeuroendocrinoinmunología).

Hay emociones que pueden matar. Se ha comprobado que, un golpe emocional duro y repentino, es causa, a veces, de infarto, a veces, de cáncer...dependiendo de cómo se viva esa situación. En esos momentos de dificultad es normal que el ser humano se vea superado por las circunstancias que le toca vivir. No obstante, la persona que ha cultivado la resiliencia, que crece ante la dificultad, saldrá más rápido de esa situación porque su actitud es positiva y fuerte, y es capaz de transformar el trauma en oportunidad de crecimiento. Por esto es tan importante para la salud hacer un trabajo de transformación de la manera de pensar, sentir y actuar, adaptándolas a los nuevos tiempos llenos de dificultades que nos toca vivir.

La mala gestión de nuestros pensamientos y emociones nos llevan primero a desequilibrios psicoemocionales (1º Tristeza. 2º Enfado) que derivan, después, en desequilibrios físicos (1º Malas digestiones. 2º Fatiga. 3º

Cefaleas. 4º Dolor musculo-articular).

Muchas veces la energía del pensamiento y de la emoción no se alinean, no se liberan en la acción, sino que permanecen en nuestro cuerpo físico en forma de tensión, dolor, mala digestión, fatiga...y otros muchos síntomas que de una forma más o menos rápida dan lugar a la enfermedad. La enfermedad se hace presente cuando hay conflictos personales, familiares y sociales que no hemos sabido integrar y transformar, sino que los hemos rechazado sin expresar. Cuando llega la enfermedad hemos de aceptar que ella y nosotros somos la misma cosa.

Para llegar a la salud, la mente y el corazón tienen que equilibrarse hasta que podamos pensar con el corazón y sentir con la mente, que es lo mismo que decir: poner el corazón en la mente o usar la inteligencia emocional.

LA EMOCIÓN ES ENERGÍA, LA ENERGÍA SE TRANSFORMA

La ira y el miedo provocan una excesiva secreción de adrenalina. Cuando la adrenalina no es usada para luchar o escapar, se descompone en subproductos tóxicos que contaminan la sangre.

La emoción más peligrosa para la salud es la ira, que

provoca desequilibrio en el hígado. La ira genera y gasta mucha energía vital, produciendo agotamiento y depresión.

Las emociones, una vez vividas, tienen que ser trascendidas, pero muchas veces la emoción queda atrapada en el cuerpo, generando desequilibrios en el campo energético (fatiga) y físico (dolor).

PREOCUPACIÓN - MODERACIÓN

Otro derroche de energía es la preocupación que refleja indecisión, falta de confianza y miedo al fracaso, y deriva en desarmonía del cuerpo y de la mente. Es fundamental apartar la preocupación para cuidar la salud y longevidad. Para ello existe la moderación.

Hay que ser moderado en todo, como muy bien resume una máxima taoísta llamada "Los Cuatro Vacíos", porque ofrece una excelente orientación general para evitar los excesos nocivos y conservar la serenidad mental y emocional:

-**Mente vacía**: no hay que dar vueltas al pasado ni preocuparse por el futuro, ya que son excusas mentales para no enfrentarse al presente. La mejor forma de vaciar la mente es la práctica de la meditación.

-**Estómago vacío**: comer cuando se tiene hambre y detenerse antes de llegar a sentirse lleno, porque, cuando nos excedemos, el aparato digestivo se llena de subproductos tóxicos de la putrefacción y de la fermentación de lo que nos se ha podido digerir adecuadamente. Los tóxicos que se producen pasan a la sangre, contaminando todo el organismo.

-**Cocina vacía**: no almacenar más de lo que podemos consumir en 2 o 3 días. Los alimentos frescos pierden su vitalidad. Los alimentos en conserva y los congelados son calorías muertas que obstruyen el colon con restos tóxicos rodeados de mucosidad. ¿Qué hace el estómago cuando percibe un tóxico? Avisa al colon para que segregue "moco" para envolver dichos tóxicos. Hay que comprar más a menudo alimentos frescos y tomar conciencia de la calidad y de la cantidad que comemos.

-**Casa vacía**: evitemos el desorden en los dormitorios y las zonas de trabajo. La mejor decoración son las plantas vivas porque mejoran la calidad del aire y nos aportan algo de la naturaleza.

CORAZÓN

Es la raíz de la conciencia. Es el centro del vehículo emocional, donde se deposita la información para ser comprendida. El corazón es el centro de gravedad y da objetividad a la ciencia, filosofía, arte y la espiritualidad, que son los pilares del conocimiento. La objetividad se pierde cuando no hay espiritualidad. La alegría abre el corazón; el sufrimiento lo cierra. El sufrimiento no comprendido produce dolor. El dolor produce odio y resentimiento contra nosotros y contra los demás.

El corazón necesita de la información de la mente que junto con la meditación nos lleva al auto-conocimiento. En el corazón hay la luz, la comprensión, la intuición, pero lo más importante es saber que **la Conciencia** se asienta en el corazón.

El corazón no razona ni compara, solo define la impresión por su aspecto agradable o desagradable, por su color, por su sabor... Está programado en el "me gusta, no me gusta", "es bonito, es feo".

La Conciencia es el eje que nos da la verticalidad entre la mente, el corazón y la acción, es el hilo conductor de nuestros vehículos internos. Es inmutable, es, ha sido y será. Es eterna pero evoluciona con las experiencias vividas y comprendidas.

La conciencia tiene la capacidad de reconocer y auto-reconocerse. Ella es portadora de luz, la luz que permite llegar a la comprensión de las circunstancias particulares que nos toca vivir.

Para poder autoconocernos primero tendremos que

observarnos y, para ello, hemos de usar la conciencia que está dormida, ya que es la única capaz de reconocer la verdad.

La inteligencia del sufrimiento es la que nos hace tomar conciencia de nuestra condición, es la que nos formula las preguntas. El corazón, junto con la conciencia, nos da las respuestas.

Cuando yo, no quiero seguir siendo lo que soy, entonces puedo cambiar. Y el cambio solo es posible mediante la comprensión.

Actualmente se están dando los cambios necesarios para propiciar el despertar que tanto necesitamos.

Apertura del corazón:

No nos sentimos víctimas de los conflictos y dificultades de la vida, entre ellas la enfermedad. Sentimos el anhelo de curarnos, ya que una vez experimentados, los trascendemos para no quedarnos atrapados y generar una nueva actitud en la vida. Esto se traduce en un trabajo de reconciliación con el pasado, especialmente con la culpa y no tener miedo al futuro, para que el pasado y el futuro dejen su protagonismo y podamos vivir plenamente en el presente. Sustituimos el victimismo por la responsabilidad de dirigir nuestra vida hacia la salud. Somos capaces de autogestionar este proceso con la ayuda de la práctica constante de decir "no", sin sentirnos culpables con el entorno.

La gran mayoría de emociones contenidas genera desequilibrios en el campo energético, creando bloqueos en el fluir de la energía vital. Si este bloqueo persiste, el meridiano de energía que esté involucrado se altera y da lugar a distintos problemas de salud, como por ejemplo:

- Problema reciente, o prolongado en el tiempo, de relación con la pareja → Meridiano del Maestro-Corazón:

  -En *mujeres*: cistitis, candidiasis vaginal, tumores de ovarios, tumores de mama, útero, etc.

  -En *hombres*: prostatitis, cáncer de próstata,...

¿Qué emociones venenosas intervienen en las relaciones de pareja?

La más importante es el resentimiento, pero hay otras muchas que la acompañan y se derivan de: el desengaño, la frustración, la traición, la decepción, el abandono y la soledad, que como consecuencia, nos llevan a los remordimientos, los celos, la humillación, la culpa y los abusos. Todo esto sucede por nuestra falta de autoestima. Hemos de aprender a amarnos, primero a nosotros y después a nuestra pareja. Por ejemplo, el título de la canción "sin ti no soy nada" es la antítesis de la autoestima, porque es la dependencia total a la pareja.

También hay que saber saltarse las normas impuestas por los demás y por uno mismo y seguir nuestras propias leyes para ser fieles a nosotros mismos. Y el cuerpo obedecerá a nuestra parte sutil y colaborará con ella, ya que forma parte del todo.

Si contemplamos la dificultad de sanar, en vez de la imposibilidad que nos dicen, cambiaremos la actitud frente a la enfermedad. Si no hay evolución, no hay vida.

Esta dificultad está relacionada con el desarrollo de nuestra conciencia y se focaliza en: ¿Qué pienso? ¿Qué siento? ¿Cómo actúo? ¿En qué me equivoco? ¿Cómo me relaciono con el entorno y con el medio? ¿Cómo me alimento? Si tenemos en cuenta estas preguntas iremos construyendo nuestra salud.

Emoción:

Las emociones vienen condicionadas por los pensamientos.

Los pensamientos son la fuente de la felicidad o del sufrimiento.

El cuerpo humano posee cinco trillones de células. Cada célula en su desarrollo normal se interrelaciona con las demás, en forma interdependiente, mediante 10000 reacciones bio-electro-químicas. Estas reacciones están vinculadas a nuestra manera de pensar y sentir. Sentimientos como la tristeza, la desesperación, la impotencia, el fracaso, etc. generan una bajada de todas las funciones, como menor amplitud de la respiración, del metabolismo, menor movilidad, menores impulsos y menor producción de energía.

Las células se reproducen continuamente y las células tienen memoria. En cada nueva célula hay toda la historia de nuestra vida. Para sanar es necesario transformar nuestra vida desde una nueva perspectiva, con pensamientos y emociones como el amor, el perdón, la alegría, la gratitud, la reconciliación, la compasión, la solidaridad, la empatía…que nos hacen liberar endorfinas, y cambios bio-electro-químicos que influyen en las células para que sean capaces de reconstruir nuestro organismo y alcanzar la salud y el bienestar.

Las emociones no expresadas son el origen de la mayoría de las enfermedades, y entre ellas el cáncer.

Nuestras respuestas emocionales residen en la amígdala del sistema límbico, situada en la zona central del cerebro. Aunque queramos controlar con la mente la aparición de nuestras emociones, las respuestas emocionales a veces son tan rápidas que nuestra mente (el neocórtex) no tiene tiempo de frenarlas.

Las cinco emociones principales son: el miedo, la ira, la alegría, la compasión y la tristeza. Estas emociones están unidas a la energía de los cinco elementos: agua, madera, fuego, tierra y metal.

Cada etapa de la vida tiene una emoción que prevalece sobre las otras: el miedo al nacer y al morir, la ira o la fuerza vital del niño, la alegría del adolescente, la acción decidida y compasiva del adulto y la tristeza del anciano.

Para alcanzar la salud tenemos que desprendernos de estas cinco emociones, y encontrar el equilibrio.

El miedo

Es la conciencia de nuestras propias limitaciones respecto a la habilidad, la fuerza… Está relacionada con el valor y la voluntad y nos permite reconocer el peligro. Está asociada al elemento **agua**. Las diferencias de energía de los riñones y la vejiga de la orina pueden llevar a al timidez o a la temeridad. El miedo contrarresta la alegría y genera ira.

El miedo afecta a cada célula del organismo, y en particular a los riñones y a las glándulas suprarrenales. El miedo, si es fuerte, nos paraliza.

Miedo → Frustración → Ira

Cómo salir del miedo

•Los griegos frenaban el miedo mediante la razón, racionalizándolo.

•Conociendo que no tenemos limitaciones, frenamos el miedo. Las limitaciones las ponemos nosotros con nuestras creencias, nuestras dudas y pensamientos negativos.

•El estado de conciencia que no conoce el miedo, es la unidad. Todos somos las olas de un mismo mar, o las hojas de un mismo árbol. Todos somos uno. Así vemos al resto de los seres humanos como nuestros iguales. Tenemos que recuperar la conciencia de unidad. Estamos conectados con todos los seres, objetos, y con la naturaleza.

•Conociendo la capacidad de nuestro cuerpo, también nos liberaremos del miedo. Aprender a confiar en nuestro cuerpo y en su capacidad de sanarnos, lleva a cuidarlo a través del desarrollo de la conciencia corporal. A medida que comprendemos la importancia de nuestro cuerpo, estamos más dispuestos a prestar atención hacia los pensamientos y emociones saludables, a la respiración consciente, a la alimentación adecuada, al ejercicio moderado y al estilo de vida más en contacto con la naturaleza.

•Cuando sabemos cómo funciona nuestro cuerpo, desaparece el miedo a la enfermedad y a otras dificultades.

•Nuestro cuerpo nos avisa y nos guía con señales de bienestar o de incomodidad frente a la toma de decisiones y cambios.

La ira

Representa el instinto natural de llegar a ser alguien, de vivir, de desarrollarse luchando contra las limitaciones del entorno, de la misma manera que una planta se impulsa a sí misma a brotar a través de la tierra hacia la luz, o un pollito rompe la cáscara para salir. Solamente un crecimiento y un desarrollo individual adecuados pueden generar la firmeza y la autoconfianza que unidas producen la alegría. La ira se contrarresta con la tristeza. La ira está asociada al elemento **madera**.

Cómo calmar la ira

•"Donde hay ofensas, pongamos perdón" San Francisco de Asís

•Con amor hacia nosotros. Se practica no permitiendo que las creencias y opiniones de otras personas gobiernen nuestra vida.

●No juzgar a los demás, no intentar cambiarlos, aceptarnos a nosotros mismos y a los demás tal como somos, ya que renunciar al deseo de cambiar a otros, también es amor. Con ello, contribuimos a crear paz y armonía en el mundo.

●El cielo ya está dentro de nosotros, somos responsables de lo que nos ocurre, ya que ahora sabemos que podemos crear salud y/o enfermedad.

●Otra forma de controlar la ira es calmando la mente. Podemos calmar nuestra mente a través de un espacio de silencio diario. Está demostrado que es necesario para mantener el cuerpo sano y la mente tranquila y abierta. El silencio transforma el caos en amor y unidad.

●Darnos cuenta de la ira o de cualquier otra emoción es la forma más rápida de aprender de ella y superarla.

  – Ejercicio físico intenso, porque restablece el equilibrio químico del cuerpo y eleva la autoestima.

  – Expresarla con conciencia.

  – Hacer meditación.

  – Hacer limpieza del hígado y de la vesícula, porque los conductos biliares bloqueados interfieren en el flujo de bilis y en el de la energía de la alegría. Los cálculos biliares son una fuente de irritación permanente.

La ira aparece cuando todavía existe un antiguo resentimiento enterrado en el corazón.

Una persona llena de amor no tiene motivos para enfadarse con nadie. La ira ya no puede enseñarle nada más sobre sí mismo, y por tanto, ya no se manifiesta.

La alimentación es fundamental para moderar la ira

El hígado y la vesícula biliar se encargan de eliminar los tóxicos. Una alimentación cargada de tóxicos, fritos, grasa, exceso de proteína, etc., produce irritabilidad e intolerancia, que se manifiestan con gritos, excitación y nerviosismo. El nerviosismo también nos enferma.

El **nerviosismo** produce toxinas que pueden provocar el síndrome de colon irritable, que se traduce en diarreas, estreñimiento o inflamación de las paredes del colon.

A veces este estado nervioso es interno y crea estados de ansiedad que se manifiestan con malas digestiones, diarreas, úlceras, y a veces con ataques de ansiedad.

La ira produce dolor en el hígado. El hígado libera lípidos que obstruirán los vasos sanguíneos, causando cardiopatías coronarias.

La cólera altera también la flora de la vesícula biliar, los conductos biliares y el intestino delgado. Produce cálculos biliares en el hígado y la vesícula. También, inflamación de la mucosa de los intestinos y estómago, la gastritis, úlcera de estómago, hipertensión y bajada del sistema inmunitario.

La depresión

La depresión se la relaciona con la tristeza, pero hay estudios científicos que demuestran que la depresión es ira reprimida. Cuando la ira no se expresa de forma positiva y activa, se acumula y produce depresión.

El Dr. Philip Gold (Instituto de Salud Mental estadounidense) demostró que la depresión provoca la secreción de hormonas de emergencia (adrenalina y cortisol). Esto afecta a las funciones digestivas, nerviosas, circulatorias,... También osteoporosis, infecciones, falta de apetito, bajada del sistema inmunitario, insomnio, problemas en la reparación tisular y cáncer.

La ira se transforma en depresión, no contra los demás, sino como consecuencia de la frustración de no conseguir lo que sea desea, tanto en el pasado como en el presente.

La alegría

La alegría de vivir depende del elemento **fuego**. Un exceso de energía de fuego produce una sobrecarga de las energías del corazón, el intestino delgado y la circulación se manifiesta en forma de euforia excesiva, con risas y palabras demasiado agresivas y fuera de lugar, y a veces con manifestaciones de histeria. Una falta de energía produce en cambio tristeza, ansiedad, dificultad para hablar. En el ciclo generativo, la alegría es la madre de la compasión.

La compasión y la preocupación

La compasión y la preocupación, como sentimientos de incluir el entorno como parte de uno mismo, son muy comunes en personas que padecen fibromialgia, como también aceptar al extraño y hacerlo cosa propia. La perspicacia, la comprensión de saber hacer lo que es adecuado en cada momento y actuar con decisión son cualidades que están ligadas a los órganos del elemento **tierra**. Una alteración del bazo-páncreas o del estómago produce la duda, los celos, la desconfianza, o demasiada perspicacia. La compasión contrarresta el miedo y engendra tristeza.

La tristeza o el pesar

La muerte de nuestros seres queridos

Es la emoción que sentimos en la separación. Está ligada al elemento **metal**. Con un equilibrio adecuado, esta emoción nos permite desligarnos a tiempo y aceptar los desprendimientos trabajando el desapego. Su manifestación es el llanto. El bloqueo de residuos en los pulmones y el intestino grueso pueden llevar a la resistencia frente a una pérdida, mientras que la falta de energía en el elemento metal lleva a la disminución de la capacidad de análisis y con ella la peor de las depresiones, la de los suicidas, que es el total desligamiento de uno mismo. Una alteración en los pulmones y en el intestino grueso produce tristeza, mientras que cuando están en equilibrio proporcionan felicidad y seguridad.

La aflicción es contrarrestada por la alegría.

La tristeza, a su vez, puede provocar problemas respiratorios y una bajada de la energía de los pulmones, produciendo afecciones respiratorias.

Liberación de las Emociones:

Es necesario aprender a gestionar las emociones y dejarlas marchar, porque las emociones están en nosotros, pero no son parte de nosotros.

- Las emociones en el presente se liberan inmediatamente mediante la palabra, sin ofender a nuestro opositor (el Poder de la Palabra), o mediante la acción inmediata para quemar la energía que se deriva (cualquier ejercicio físico como caminar,…).

En el caso que esto parezca difícil o no se pueda hacer, lo más aconsejable es concentrarse en la respiración, una respiración que conecte con el corazón, inspirando a través de él. Todas las meditaciones que conectan con el corazón son un bálsamo para las emociones.

– Las emociones se liberan también mediante diferentes técnicas, entre ellas el Ho'oponopono, que hemos descrito.

CÓMO RESPONDEMOS A LAS EMOCIONES

Dolor, pérdida

Sensación: vacío en la boca del estómago. El cuerpo pesa, está inquieto y débil.

Respiración: espasmódica, suspiros, hipo.

Postura: contraída, encorvada.

Miedo, ansiedad

Sensación: músculos tensos, corazón acelerado, boca seca, aumento del sudor, palpitaciones en la cabeza.

Respiración: rápida e irregular.

Postura: cuello y espalda rígidos.

Ira

Sensación: cuerpo tenso, presión en el pecho, puños apretados, ensanchamiento de los orificios nasales.

Respiración: inhalación poco profunda, exhalación fuerte.

Postura: cuello y espalda rígidos.

Alegría, amor, compasión

Sensación: músculos relajados, sensación de calidez en el corazón, manos abiertas, sensación de energía.

Respiración: profunda, regular, suave.

Postura: relajada, hombros no contraídos, espalda recta y cómoda, el cuello flota encima de la columna.

El POTENCIAL DEL CORAZÓN, CENTRO EMOCIONAL

En el corazón brota la intuición. El corazón accede al campo de la potencialidad, al del conocimiento, al de la organización y lo relaciona todo. Es más exacto y preciso que el pensamiento racional.

Solo el corazón conoce las respuestas correctas

- Dirijamos la atención al corazón, y preguntémosle qué

debemos hacer frente a una duda. Recibiremos una respuesta en forma de sensación extremadamente tenue pero precisa.

EL LENGUAJE DE LAS EMOCIONES

El cuerpo nos habla a cada instante por medio del lenguaje de las emociones con señales de comodidad o incomodidad. Las emociones nos dan la información de cómo nos sentimos con nosotros mismos y con respecto a los demás. En cuanto a los objetos, no dice: es bonito o es feo; me gusta o no me gusta. La postura corporal también nos habla de cómo nos sentimos:

• Como por ejemplo, la depresión: cabizbajo, espalda encorvada y hombros caídos.

Si estamos viviendo un trauma emocional y no entendemos lo que nos ocurre, es debido a que no estamos escuchando los mensajes que nuestro cuerpo está tratando de enviarnos.

Los problemas emocionales denotan una falta de conciencia. Nos hemos de preguntar: ¿quiénes somos, dónde estamos, qué hacemos, qué es lo que nuestro cuerpo intenta decirnos, en qué lugar de nuestro cuerpo sentimos el enfado, la frustración o la tristeza? Cuanto más conscientes nos hacemos, más información obtendremos y será muy superior a la información externa. Aprender a descifrar el lenguaje de nuestro cuerpo es la clave para salir de la acción-reacción y abrir la puerta de la salud. Por ejemplo, la ira puede provocar pinchazos en la vesícula biliar.

Las emociones no aparecen para juzgarlas o reprimirlas, sino para comprenderlas. Y la razón no comprende, solo el corazón es capaz de comprender su verdadero sentido gracias a la conciencia.

En lugar de reaccionar de manera inconsciente ante una persona que nos provoca o una situación difícil, debemos actuar conscientemente. (ver libro "De la fibromialgia a la salud", capítulo VIII -Transformación de las impresiones-)

Reprimir las emociones

Todos hemos reprimido las emociones de ira, tristeza, desengaños,... para no ser juzgados por los demás. A todos nos gusta más la aprobación del entorno, pero la represión tiene un límite. Cuando se supera el límite, se produce una gran descarga hacia alguien y un gran gasto de energía. En este caso lo mejor es pedirle perdón para liberarnos de la culpabilidad, del daño que hayamos podido hacerle.

Cada movimiento corporal genera una emoción

Por ejemplo, en la emoción de la tristeza, si nos erguimos, respiramos profundamente, levantando la cabeza y sacando pecho, la emoción va de la depresión a la alegría y a la esperanza.

También podemos eliminar la frustración cantando, bailando y realizando un automasaje. Con el automasaje relajaremos todos los músculos del cuerpo y eliminaremos la frustración y las emociones reprimidas. Es recomendable que este automasaje se realice mediante digitopuntura (presión con los dedos, nunca amasando).

Podemos empezar por la cabeza, haciendo los siguientes pasos: pequeños pellizcos siguiendo el contorno de las cejas, en las mejillas, labios, barbilla, continuamos por el cuello, con suaves presiones, hasta los brazos, las manos, y continuamos por todo el cuerpo hasta llegar a los dedos de los pies.

Sonreír cuando nos miramos al espejo por la mañana, libera neurotransmisores de felicidad. Hay estudios que demuestran el valor terapéutico de la risa.

Técnica de liberación de las emociones según la Medicina Ayurveda

La relajación muscular nos ayuda a borrar las emociones

vividas, ya que es en la musculatura y en las fascias dónde se depositan la mayoría de ellas.

En medio de una perturbación emocional, hay que distanciarse de ella y observar, de modo consciente, todas nuestras sensaciones. Por ejemplo, estemos atentos a los comentarios de las personas que nos producen ira; experimentemos la emoción desde el momento que aparece hasta que acaba, de una manera consciente, y así aprenderemos a liberarnos de ellas.

Cuando aparece una emoción, no debemos ignorarla o reprimirla, sino actuar conscientemente, y cuando podamos, practicar la siguiente técnica:

1)   Cerramos los ojos y centramos la atención en la respiración, efectuando 7 respiraciones completas.

2)   Nos focalizamos en la parte del cuerpo en la que sintamos más tensión, pero sin dejar de poner la atención en la respiración. Efectuamos varias respiraciones hasta que la tensión disminuye.

3)   Ahora llevamos la atención a otras partes del cuerpo, siguiendo la siguiente lista, pero sin olvidar la respiración consciente: cabeza – frente – orejas – ojos – nariz – labios – cuello – hombros – tórax – antebrazos – brazos – manos – dedos de las manos – abdomen – zona dorsal – zona lumbar – caderas – muslos – rodillas –

pantorrillas – tobillos – pies – dedos de los pies y, para finalizar, el cuerpo entero.

Si se practica periódicamente, nos ayuda a relajar y estimular todos los grupos musculares de nuestro cuerpo, y a liberar las emociones grabadas en la memoria del tejido muscular.

Otra técnica de liberación emocional es la EFT (Emotional Freedom Techniques) que se puede encontrar en www.emofree.com

Otras técnicas

• En el libro "De la fibromialgia a la Salud" encontramos una técnica específica para liberar tensiones producidas por cualquier tipo de agitación súbita:

En posición vertical y mientras inhalamos, subimos los brazos por delante del cuerpo, al máximo. Cuando exhalamos, abrimos los brazos hacia los laterales para descender y llegar a la posición inicial. La practicaremos siete veces.

• Para vaciar la cólera:

Cuando nos encontramos dentro de una perturbación emocional, respiraremos conscientemente. Contaremos hasta 4 en la inhalación, hasta 4 reteniendo el aire, y hasta 7 en la exhalación. Si comparamos la respiración con un tsunami, veremos que el mar se retira (yang) durante un tiempo , y se manifiesta (yin), con más agua con la que se había retirado, siguiendo la proporción yin - yang. Esta respiración que propongo es una copia de la naturaleza y su manifestación de cólera. El planeta Tierra es un ser consciente, y está actualmente con fiebre (calentamiento) y expresando su ira (tsunamis, erupciones volcánicas, terremotos, etc.).

Para qué sirven las emociones

Cuando queremos cambiar a otras personas par así hacernos la vida más fácil, lo único que conseguimos es generar en nosotros una continua fuente de tensión emocional.

Cuando queramos cambiar a los demás, pensemos que es mucho más importante cambiarnos a nosotros mismos.

Vivir en conciencia la experiencia de las emociones es útil para comprender mejor a los demás y a nosotros mismos, porque todos nos parecemos.

• Hay un "corazón universal". El corazón no está solamente dentro de nosotros, sino también con todos los demás formando un todo, expandiéndose en el universo o en los universos.

Ver en el libro "Alimentación, energía vital en el Cáncer" la relación entre conflicto emocional y órgano afectado.

ASPECTO BIOENERGÉTICO

Terapéutica a través de la Naturaleza (sol, aire-ejercicio, agua, alimentación y sueño: Las 5 medicinas)

El ser humano es un ser vibracional. Somos energía y estamos rodeados de energía como la energía cósmica y la solar, la telúrica (energía del subsuelo); y la de los otros seres que nos rodean, como los minerales (metales, gemas), vegetales, animales, la de todos los humanos, y la de todos los objetos. Todas estas energías influyen en nuestra salud. Interactuamos con todo, dando y recibiendo. Todo es energía: corpuscular, ondulatoria, vibracional,... Pero también vivimos dentro de un entorno de energía incompatible con nosotros, y que va en aumento por los avances tecnológicos. Convivimos con ordenadores, wifi, móviles, inalámbricos, antenas, estaciones transformadoras, torres de alta tensión, campos eléctricos, campos electromagnéticos...

Hasta hace poco, en Occidente, se ha estudiado nuestro organismo como una máquina compuesta por diferentes partes independientes y ensambladas como si se tratara de un puzzle. Este enfoque mecanicista no contempla las causas ocultas de la enfermedad porque ellas se apartan del mundo de la materia.

En los últimos 20 años la ciencia moderna ha avanzado en la comprensión de la evolución celular y su sistema de producción de energía, pero han llegado a conclusiones que ya habían llegado las medicinas tradicionales hace miles de años.

Actualmente, y gracias a la física cuántica, sabemos que nuestro cuerpo está compuesto de moléculas que están hechas de átomos y que estos átomos están compuestos por partículas subatómicas y que ellas, a su vez, son energía inteligente con información. También nuestros pensamientos y emociones son impulsos de energía e información que influyen en otras formas de energía e información que son nuestras células corporales.

Cada uno de nosotros somos la fuente de esta energía e información que hay en nuestro organismo. Lo que pensamos, sentimos, hacemos y comemos determina nuestra salud. Por ejemplo, cuando estamos tristes nuestros ojos cambian el comportamiento de sus células y pierden brillo porque responden a nuestros pensamientos y emociones.

¿CÓMO SE CONECTAN LOS VEHÍCULOS DEL SER HUMANO?

Los vehículos están totalmente interrelacionados a través del vehículo de energía vital. Así, podemos decir que la energía conecta todos nuestros vehículos: espiritual, psíquico, emocional, vibracional y físico. Constituye el puente entre espíritu y materia. Su desequilibrio está considerado como la principal causa de enfermedad.

La energía constituye un puente entre el espíritu y la materia.

Tanto los pensamientos (vehículo mental) como las emociones (vehículo emocional) son impulsos de energía que movilizan y modifican la bioquímica del cuerpo físico.

La M.T.C (Medicina Tradicional China) descubrió, hace miles de años, los meridianos de acupuntura por donde pasa la energía y comprobaron que cada meridiano estaba conectado con un órgano y su víscera correspondiente. Así fue como nombraron los meridianos de la siguiente forma:

- Meridiano de Pulmón

- Meridiano de Estómago

- Meridiano de Hígado, etc

Cada meridiano se comunica también con ciertos músculos, huesos (vértebras), puntos neurolingüísticos, puntos de alarma…y también con un cierto flujo de emociones, sentimientos y actividades.

Si el fluir de la energía vital transcurre sin bloqueos en su camino y llega a su destino para realizar una actividad concreta, el cuerpo físico permanece en armonía y equilibrado, pero este fluir, muchas veces, se ve afectado y se bloquea.

CAUSAS DEL BLOQUEO ENERGÉTICO

El fluir de la energía se ve afectado por una gran variedad de causas, entre las que podemos destacar las **causas físicas**, como el clima, la contaminación ambiental, la mala alimentación…y las causas o **factores psicoemocionales**, como los pensamientos obsesivos, las preocupaciones, el estrés , las emociones y sentimientos destructivos, las actitudes obstinadas…Todo ello puede ser causa de descenso de energía, generando enfermedad.

ENERGÍA VITAL Y CAMPO ELÉCTRICO

La vida no es una simple reacción química, intercambio mecánico de átomos y moléculas, si no que estos intercambios dependen de un potencial eléctrico, de forma que la esencia se desplaza del átomo al electrón.
Para cumplir su función, el Qi o energía vital, necesita un

poderoso campo eléctrico que lo impulse, que es lo mismo que decir que necesita la tensión dinámica entre el yin o fuerza expansiva, y el yang o fuerza contractiva.

La energía vital no es estática es activa en forma de iones negativos que se mueven según el potencial polarizado de los campos eléctricos en virtud de la dinámica yin/yang.

El Qi es una forma de energía bioeléctrica que el yin y el yang, como polos opuestos, lo ponen en movimiento

El cuerpo almacena Qi en los electrolitos contenidos en los líquidos vitales (esencia) y lo transporta por una compleja red de canales invisibles llamados meridianos. Cuando el Qi es "pleno" todo el organismo florece. Cuando el Qi está vacío, las funciones vitales comienzan a deteriorarse.

El Qi es, sobre todo, un potencial eléctrico. Cuando nos sentimos exhaustos y decimos "se me han acabado las pilas", es una expresión perfecta.

NUESTRO CUERPO FÍSICO SIN ENERGÍA. INICIO DE LA ENFERMEDAD

El primer síntoma que nos avisa de nuestros errores es la fatiga, tanto física como mental. El cansancio, la pérdida gradual de pensar con claridad y la tendencia a la queja, es la señal de alarma, porque a continuación llega la enfermedad.

Esta primera señal nos avisa de que se está alterando la calidad de la sangre, los glóbulos rojos y blancos se debilitan, aparece la acidez y alteraciones de la tensión arterial, anemias y problemas de piel. Estos síntomas pueden venir acompañados de nerviosismo, irritabilidad, depresión y miedo.

FUENTES DE ENERGÍA VITAL

Las Fuentes de Energía vital hacen referencia a Las 5 Medicinas Naturales: sol, aire (respiración – ejercicio), agua, alimentación y sueño.

La principal fuente de energía es el **sol**. Vivimos de la luz. La energía de los fotones que capturamos directamente a través de los ojos es muy poderosa. Es mejor no usar gafas de sol, ya que la bloqueamos. "Aconsejo, en lo posible, que se prescinda de las gafas de sol, para que los rayos solares estimulen la retina y a nuestro cerebro" – Prof.Hollwich-, alemán, estudió oftalmología, experto en los aspectos psicológicos del déficit visual y sus causas.

El mundo occidental lo ignora, pero actualmente ya hay miles de personas que viven mediante la luz solar y la respiración. A este fenómeno se le llama Respiracionismo. Existe un documental y un libro titulados "Vivir de la luz", Dra. Ellen Graves "Jasmuhenn" (australiana) donde se muestra cómo la ciencia lo investiga sin encontrar explicación.

- El sol

Sin sol no hay vida. Sin él se acabaría la vida en el mar y en la tierra. La fotosíntesis es el motor energético más poderoso de la Naturaleza.

Sin sol no habría ni respiración ni nutrición celular.

Las radiaciones solares y sus propiedades:

El ser humano expuesto a la luz solar experimenta una serie de cambios que son evidentes:

• **En el plano físico** .Dar la espalda al sol es generar enfermedades degenerativas como el cáncer, osteoporosis y enfermedades articulares.

La luz solar es un gran alimento y medicamento para nuestro cuerpo. Su poder antiséptico reside en sus rayos ultravioletas. Su acción es triple: química, lumínica y calorífica. Activa la vitalidad de los tejidos, músculos y todo el esqueleto; actúa sobre órganos internos ,como el hígado y el bazo, aumentando los glóbulos rojos, los blancos y la hemoglobina. Produce endorfinas por la acción de los rayos en la retina, donde los fotones activan los procesos bioquímicos con la ayuda de las glándulas endocrinas; activa la eliminación de tóxicos mediante el sudor (urea, ácido úrico, sodio) y la eliminación sebácea (grasas mal metabolizadas).

Actúa como poderoso antimicrobiano y contribuye a la cicatrización de las heridas. En los niños actúa en su crecimiento y desarrollo (falta de sol → raquitismo). En los mayores previene y alivia la osteoporosis. Es precursor de vitamina D1 y D3 para la absorción del calcio y para obtener la fijación entre potasio y calcio, entre magnesio y calcio, entre otros. Regulariza los ciclos de sueño y el reloj biológico, reduce el hambre y el apetito compulsivo, reduce el tiempo de recuperación de la fatiga y las enfermedades, aumenta la testosterona y la progesterona; mejora la visión, mejora el sistema inmunitario, es eficaz en la psoriasis, artritis, artrosis.

Existen estudios que confirman que tomar el sol es positivo para recuperarse del infarto o afecciones coronarias. Mejora la circulación epidérmica y la capacidad de transporte de oxígeno de la sangre. En casos de albuminuria se ha constatado que los rayos ultravioletas destruyen la albúmina. Especialmente, tiene una acción preventiva y terapéutica en los tumores, ya que ayuda a nuestro organismo a fabricar sustancias anticancerígenas como el interferón o la interleuquina. Se han hecho estudios, en EEUU, sobre sus beneficios en las enfermedades intestinales, en especial sobre el cáncer de colon y sobre el cáncer de mama.

En cuanto al cáncer de piel, lo que no sabemos es que nos extralimitamos en el consumo de aceites y grasas, aunque sean de calidad. La interrelación entre este exceso y el sol, es su verdadera causa.

• **En el mental,** el plano cognitivo, mejora la capacidad de atención, aprendizaje y memoria.

• **En el emocional**, mejora la calidad de las emociones y la tolerancia al estrés. Reduce las actitudes agresivas y mejora el carácter y las depresiones.

• **En el aspecto energético**, mejora la resistencia física y la energía vital.

Cuando nos falta el sol

Nos damos cuenta que nos falta el sol cuando estamos pálidos, apáticos, tendemos a la depresión, y porque se reduce nuestra energía vital y nuestro sistema inmunitario. Su escasez, además de manifestarse en el plano físico, también crea manifestaciones en el plano emocional y mental con emociones y pensamientos insanos.

Características de la luz solar:

La luz solar posee diversas longitudes de ondas medidas en nanómetros (nm):

-Rayos infrarrojos de onda larga (aprox. 800nm) invisibles al ojo humano. Dan calor.

-Rayos de luz corrientes entre 800 y 40nm

-Rayos ultravioletas, invisibles a nuestros ojos y que penetran en las capas más profundas de nuestro organismo. Hay 3 clases: **(UV-A) (UV-B) (UV-C)**

Esta variedad del espectro solar determina sus características curativas y energéticas.

El estilo de vida saludable requiere de los baños de sol.

El sol como "cancerígeno" es absurdo, ya que su radiaciones son fundamentales en el metabolismo de las vitaminas D1, D3, necesaria para absorber el calcio y otros minerales que mantienen el pH alcalino de un organismo bien nutrido. Estas vitaminas reforzarán la densidad ósea hasta que el calcio sea reclamado por las células para controlar el exceso de acidez y compensar el pH que debe ser alcalino, entre pH 7,37 a 7,47 que es tan importante como mantener la temperatura corporal entre 36° y 37°.

Sol: radiación ultravioleta → Reduce el colesterol → Precursor de vitamina D1 y D3 → Absorción de minerales →

Minerales que inactivan la acidez → Alcalinización

Baños solares y horario:

Hacer **baños solares** cada día. Aunque a veces amanece nublado, no importa, los rayos del sol penetran a través de las nubes y llegan a nosotros. Las mejores horas y más efectivas para hacer baños solares es temprano por la mañana hasta las 11 a.m., porque es entonces cuando tienen mayor poder curativo.

Durante el baño de sol es conveniente pensar en cómo penetran sus rayos en nuestro organismo y cómo cargan de energía a nuestros órganos. Sólo esto. No hay que pensar en la enfermedad porque no existe ninguna enfermedad que pueda resistir los rayos solares.

Para sacar el máximo provecho de los rayos solares, es conveniente empezar con 15 minutos e ir aumentando cada día hasta llegar a la hora u hora y media. Es preciso protegerse la cabeza con un sombrero durante los baños de sol.

Se tomará el sol preferentemente en las primeras horas de la mañana o bien en las últimas de la tarde. Después del baño de sol es aconsejable taparse para provocar la depuración de nuestro organismo mediante la transpiración y con ello, la eliminación de las toxinas internas y la mejora hormonal de todo el organismo.

Después de la sudoración, un baño tibio de 3 a 8 minutos para restablecer el equilibrio hídrico y térmico.

Consejos importantes:

-Evitar la exposición al sol entre las 11 y las 16 hs, ya que las radiaciones son demasiado intensas.

-Desconfiar de un cielo nublado

-La arena refleja el sol sobre nuestro cuerpo y los parasoles no son tan eficaces como se cree.

-Hay medicamentos incompatibles con los baños de sol.

-Beber agua para compensar la sudoración

-La piel debe estar limpia de cosméticos y de maquillaje.

-Complementar la exposición al sol con frecuentes baños o duchas de agua fría.

-El mejor baño de sol es el que se toma bajo la sombra, más o menos espesa, de los árboles.

Contraindicaciones:

Los baños de sol están contraindicados en casos de:

-Tuberculosis pulmonar evolutiva

-Enfermedades renales agudas

-Colesterol elevado (por riesgo de cáncer de piel).
Exceso de sol + exceso de colesterol = cáncer de piel
(melanosarcoma)

-Hipertensión arterial muy elevada

-Fiebre

-Sueño (no se debe dormir al sol sino en la sombra)

-Cuando existen varices hay que practicar
vaporizaciones de agua fría o baños continuados.

Cremas solares: Las cremas protectoras son sustancias
químicas estudiadas para absorber, en parte, las
radiaciones UV-A y UV-B, pero poco las UV-C. Nunca nos
protegen totalmente de las radiaciones solares. Debido a la
gran cantidad de productos químicos que contienen, son
agresivos para nuestra piel y perjudiciales para nuestro
organismo. Entre los filtros ultravioletas se usa un tóxico,
llamado benzofenona.

Se ha estudiado que las cremas solares que contienen
vitamina A y sus derivados, retinol y palmitato de retinol,
aumentan el desarrollo del cáncer de piel. Cuanto mayor
es el nivel de protección solar, mayor es la concentración
de ingredientes tóxicos.

Es preferible usar aceites solares naturales: entre los

aceites adecuados para utilizar en los baños de sol, destacamos principalmente: el de sésamo, el de jojoba, la manteca de karité y también podemos mezclar los siguientes aceites: el de nuez, aguacate, soja y zanahoria. Estos aceites se mezclan a partes iguales y en el momento de aplicarlos se les añade un poco de agua, efectuando un suave masaje en la piel antes de tomar el sol.

-El aire. La respiración. El ejercicio físico.

La Medicina Coreana, con más de 5000 años de antigüedad, nos habla de la importancia de la energía, nos dice que la enfermedad depende de la pérdida del correcto movimiento y de la respiración. El 80% de la superación consiste en revitalizar la correcta pulsación y sólo el 20% en el uso de medicinas a base de sustancias perdidas que hemos de recuperar.

En Occidente, se considera que la cura depende del restablecimiento de la pulsación normal en el individuo que participa en el proceso de superación. Si el enfermo sólo tiene desesperación, su cuerpo bajará de impulsos, reducirá su movilidad y tendrá una menor amplitud de respiración, que desembocará en una menor producción de energía. Pero como todo está relacionado, mejorando la respiración y la movilidad, mejorará la disposición mental, sus pensamientos y sus emociones.

El elemento esencial del aire que transporta la carga vital Qi no es el oxígeno, ni el nitrógeno, ni ningún otro elemento químico-gaseoso, sino los iones negativos, minúsculos y sumamente activos, que poseen una carga eléctrica negativa equivalente a la de un electrón. Por el contrario, los contaminantes como el polvo, el humo y los productos químicos tóxicos, forman en el aire grandes iones de carga positiva.

En el aire contaminado, los iones positivos atraen y neutralizan los iones negativos, privando así el aire de su vitalidad. Es como alimentarse de comida basura. En el aire puro del campo la proporción de iones negativos y positivos es de 3 a 1, pero en la ciudad esta proporción se invierte hasta llegar a 1 ion negativo por cada 500 iones positivos.

En la naturaleza, gracias al sol, a la evaporación de grandes cantidades de agua y al viento, los iones negativos son abundantes, especialmente en las montañas, playas, saltos de agua, ríos, ...

En los primeros vuelos espaciales los astronautas quedaban agotados. Los científicos no sabían la causa. Actualmente, con los generadores de iones negativos, los síntomas de cansancio desaparecen por completo.

Existe un campo eléctrico entre la tierra y la atmósfera y su fuerza es del orden de varios centenares de voltios.

La atmósfera posee el polo positivo (yang)

La tierra posee el polo negativo (yin)

Todos los organismos vivos situados entre ambos polos actúan como conductores de esta energía.

Una persona puede estar sometida a un gradiente de entre 400 a 500 voltios entre la cabeza y los pies, lo cual favorece la libre circulación de la energía vital que recorre todas las células y órganos, todo el sistema nervioso, el metabolismo y todas las funciones fisiológicas.

Cuando el campo eléctrico es bajo, se manifiesta cansancio y falta de vitalidad. Esto ocurre, especialmente, en los viajes en coche, trenes y aviones.

Actualmente se pueden adquirir generadores de iones negativos para usar en los espacios cerrados y también para los coches. Si las compañías aéreas los instalaran, seguramente el problema de la fatiga por la diferencia horaria quedaría reducido. En Japón hace muchos años que los usan, y se cree que su gran productividad es debida, en parte, al uso de estos generadores en oficinas, talleres y fábricas.

Los generadores de iones negativos revitalizan el aire

encerrado en el interior de los edificios (hoteles, oficinas, apartamentos,...) y no tan sólo aumentan la energía del aire, sino que también lo purifican de sustancias tóxicas precedentes del exterior, ya que los iones negativos que desprenden actúan de imanes que neutralizan los grandes iones positivos de la contaminación.

Pero, aunque vivamos en el campo, si vestimos con ropa sintética, con zapatos de goma y permanecemos cerrados, llenos de muebles y suelos de plástico, nos aislamos de la electricidad atmosférica, como un revestimiento de goma aísla los cables eléctricos.

En cambio, si vamos vestidos con prendas naturales y andamos con los pies descalzos en la hierba húmeda del rocío, absorbemos la energía del cielo y de la tierra.

(Más información sobre la respiración en el libro "Alimentación, energía vital en el Cáncer")

El ejercicio nos hace consumir más oxígeno para que las células no se asfixien. El Dr. Otto Warburg (alemán, nacido en Friburgo 1883 - 1970) dijo "Donde hay oxígeno y alcalinidad, no hay enfermedad". Mientras andamos podemos mover los brazos como nadando crol o espalda, así desobstruimos las arterias del cuello).
Hay que hacer ejercicio.

¿Cuáles son las ventajas del ejercicio adecuado?

-Aumento de la circulación sanguínea

-Aumento de la respiración y la oxigenación

-Aumento de la sudoración con la consecuente eliminación de tóxicos.

Lo ideal es practicar los ejercicios en medio de la Naturaleza.

-Agua.

Cuando la alimentación recomendada es la macrobiótica, las necesidades de agua se reducen, porque dicha alimentación no contiene alimentos tan extremadamente secos (yang).

Es necesario saber elegir el agua que bebemos diariamente. (Esta información la encontraremos en el apartado de los Tóxicos).

Agua de mar:

"El mar todo lo cura" Hipócrates

Beber agua de mar regenera nuestras células. El "Sistema de Pischinger" explica que somos un 70% de agua salada, un 10% de células, y un 20% está compuesto por el matrix extracelular, una especie de esponja de fibra y colágenos que envuelve a todas las células y está empapado de agua de mar, que es nuestro océano interno y es el medio de nutrición y limpieza de las células. Nuestras células dependen de la calidad de nuestro mar interior porque en él desembocan los capilares, se recoge la linfa, terminan las prolongaciones del sistema nervioso con fibras relajantes y excitantes; los linfocitos; los macrófagos; los anticuerpos, etc, en una acción continua del mantenimiento de nuestra condición.

Beber agua de mar filtrada nos alcaliniza.

Es muy aconsejable beber o cocinar con agua de mar diluida. 2 partes de agua de mar por 5 partes de agua purificada o de manantial, para nutrir, limpiar, neutralizar tóxicos y **arrastrar elementos radioactivos.**

A principios del siglo XX, René Quinton revolucionó la ciencia médica utilizando el agua de mar en sus pacientes, ya que observó que existe una identidad fisiológica entre el medio marino y el medio interno del organismo humano.

Quinton: "Para vencer la enfermedad hay que reforzar el terreno con agua de mar pura isotónica. El suero marino se opone a la mayoría de enfermedades, es más eficaz que el suero artificial.

En la 1ª Guerra Mundial el ejército francés empleó agua de mar isotónica en transfusiones, para compensar la pérdida de sangre de los heridos en combate".

Quinton: "La vida se originó en el mar, cada cuerpo humano es como un pequeño océano en el que flotan las células. Si este océano mantiene su condiciones físicas (pH, salinidad, temperatura, etc...) el cuerpo se mantiene en salud".

René Quinton dijo: "El agua de mar es nuestro medio interno". "La célula es la expresión concreta de la vida", y precisa, "de una nutrición orgánica, biodisponible, alcalina y de un alto consumo de oxígeno que le proporciona el agua de mar". Todo lo cual se sustenta en las **4 Leyes de la Constancia**: 1)Hídrica-Marina 2)Osmótico-Alcalina 3)Térmica 4)Lumínica.

El cuerpo humano capta los nutrientes en forma selectiva, primero siempre toma los elementos en forma orgánica antes que los inorgánicos. En el agua de mar se encuentran todos los elementos de la tabla periódica en su forma orgánica y biodisponible, y en proporción correcta para la nutrición celular. Si tomamos agua de mar nos protegemos de micro elementos radioactivos o de otros tóxicos.

Sabemos que Platón ya usaba el agua de mar para curarse de sus enfermedades. Pero poco a poco, el hombre empezó a olvidarse de sus beneficios, hasta que René Quinton empezó a investigar y a tratar pacientes con enfermedades como la tuberculosis, el tifus, cólera, gastroenteritis, psoriasis, desnutrición infantil, etc. con un gran éxito.

En aquella época todavía no existía la penicilina. Actualmente hay un relanzamiento mundial del agua del mar. Existen numerosos dispensarios marinos en los que se ofrece agua de mar limpia gratuitamente. Hay 10 millones de niños desnutridos y el número de personas desnutridas va en aumento.

Ha llegado el momento de aprovechar todos sus beneficios. El Parkinson, Alzheimer, el cáncer…y todas las enfermedades degenerativas pueden curarse. Es previsible que tenga aplicación en todas las enfermedades.

En el cáncer es muy importante la ingesta de agua de mar isotónica diluida, ya que es un alcalino natural que regula todas las funciones corporales (el pH del agua del mar está entre 7.5 y 8.4). Las células cancerosas se desarrollan en un medio ácido, por ello es necesario alcalinizarlo para frenar su desarrollo.

El agua de mar, además de llevar todos los elementos de la tabla periódica diluidos en ella y en forma de oligoelementos, contiene vitaminas, proteínas, aminoácidos, iones… Actualmente se comercializa el agua de mar.

Hay una serie de mitos que tenemos que desmentir:

1-El agua de mar está contaminada con microbios de procedencia terrestre: El ecosistema marino tiene un gran poder de depuración, y la materia orgánica no lo ensucia. Se ha comprobado que un microbio terrestre no puede vivir en el mar. El mar puede tener aceites e hidrocarburos en su superficie, o metales pesados en el fondo. El fitoplancton transforma lo químico inorgánico en orgánico (plutonio, uranio y todos los metales pesados) como las plantas de la tierra, que también hacen dicha transmutación.

Hoy en día ya son 800 las plantas que se están cultivando con agua de mar hipertónica, es decir, sin desalinizar, en varias partes del planeta como en México, Perú, Países árabes,...

Así que podemos afirmar que el agua de mar no ha perdido sus propiedades.

2-Produce insuficiencia renal (tapa los riñones): El agua de mar es orgánica, reequilibra nuestro organismo. No tiene nada que ver con la composición química que tiene la sal común. El agua de mar tiene los mismos componentes que nuestra sangre, pero más concentrados. Nuestro líquido intersticial es salado, 9gr. de sales por litro. Nuestra sangre es como el agua de mar pero más diluida.

3-Si un náufrago bebe, se muere: La Fundación Aquamaris y la Universidad de La Laguna, en el año 2003, financiaron en la Zeja (Fuerteventura) un naufragio voluntario y se comprobó que con agua de mar se puede sobrevivir varios días (http://www.aquamaris.org/)

4-No se puede tomar si se tiene hipertensión. Otro mito.

El Dr. Bizkarra nos dice que el agua de mar del Golfo de Vizcaya, con su fitoplancton, es agua vitalizada para la curación.

-La Alimentación

Nuestra parte sutil o espiritual depende directamente del agua, de una alimentación suficiente, de una adecuada respiración y del sol. Nuestro organismo mantiene la armonía cuando lo que ingerimos se encuentra en el centro de los 2 extremos, en el equilibrio yin/yang que está en los alimentos centrados, ni en el extremo yin, ni en el extremo yang, justo en el punto medio de la clasificación general de los alimentos. En este centro se encuentra el equilibrio que no agota la energía en el proceso digestivo, sino que la genera.

Extremo yin: alcohol, azúcar, dulces, frutas tropicales, zumos...

Extremo yang: exceso de sal refinada (ClNa), que está

empobrecida porque le faltan el resto de minerales. Huevos, carnes, quesos secos…

Equilibrio yin/yang: cereales integrales, verduras, algas, legumbres, vegetales fermentados y semillas.

Cuando nos alimentamos de una forma equilibrada nuestro organismo responde inmediatamente recuperando la energía y por tanto la salud. El cuerpo es muy inteligente, elimina los excesos y reestablece su correcto funcionamiento.

Cuando el nivel de energía del cuerpo disminuye, todo el organismo pierde vitalidad y se hace vulnerable a la enfermedad, la debilidad y la muerte prematura. La alimentación es un potente generador de Energía Vital que actúa en todos los vehículos de energía y en el cuerpo físico.

Cuando el Qi de la tierra, extraído de los alimentos y del agua, (a) se encuentra con el **Qi del cielo**, que absorbemos del sol mediante los fotones que capturamos a través de las retinas, y del aire mediante la respiración, (b) se mezclan en la corriente sanguínea, forman la **energía vital del organismo humano**.

La energía necesaria para la asimilación digestiva se obtiene, en parte, por mediación del aire, que se vuelve activo a través de procesos eléctricos sumamente complejos. Durante estos procesos, el portador de esta energía es el Adenosín Trifosfato (ATP). (Es un nucleótido fundamental en la obtención de energía por parte de las células).

-El sueño. Dormir mucho y bien

Primero de todo tenemos que asegurarnos de no dormir sobre cruces de corrientes telúricas, o sobre fallas del terreno, o sobre aguas subterráneas. También evitar las radiaciones eléctricas y los campos electromagnéticos. Todo ello puede alterar nuestra salud.

Para conciliar el sueño, en caso de insomnio, es recomendable seguir los siguientes pasos:

Practicaremos la respiración abdominal profunda , la relajación y visualización creativa (ver capítulo "Estilo de Vida"), finalizando con frases como "estoy durmiendo más y mejor". Si no es suficiente, usaremos fitoterapia, homeopatía, tratamiento floral,...

A nivel biológico, el cuerpo trabaja mucho más de noche que de día. Cada noche un billón de células se reemplazan por otras. Por eso es muy importante dormir suficiente y más en caso de enfermedad.

El **sueño** forma parte de los factores que nos dan energía. ¿Dormimos las horas adecuadas? Uno de los alimentos energéticos es el sueño. Está comprobado que, dependiendo de las horas que dormimos, nos engordamos o nos adelgazamos. Siguiendo la ley universal "Como es afuera es adentro" el ser humano tiene su sol en el iris. El iris está cerrado durante la noche. Si nos acostamos más tarde de las 11 o las 12, ya no dormimos bien porque no seguimos el ritmo circadiano, dentro de nuestro ritmo biológico.

Es necesario dormir 8 horas. Para tener un descanso óptimo practicar lo siguiente:

• Irse a la cama cada día a la misma hora

• El dormitorio tiene que estar a oscuras

• La habitación debe estar silenciosa o bien dormir con tapones en los oídos.

• La habitación solo ha de utilizarse para dormir. No tiene que tener televisión, ni radio, ni ordenador

• Si te despiertas de madrugada, no mires el reloj

Si dormimos mal, enfermamos.

John. A. Caldwell (especialista en calidad del sueño)

ASPECTO FÍSICO

• Nuestro cuerpo físico se manifiesta en la acción, es nuestra quinta fuerza creadora.

Es el terreno donde se desarrolla la enfermedad mediante la aparición de síntomas. Mejorando y cuidando el terreno evitaremos la enfermedad. Si el terreno es el adecuado (pH, temperatura, nutrición) no es posible el desarrollo de la enfermedad.

"Las señales, que nos muestra el cuerpo físico con sus símbolos, son la brújula para reorientar el viaje de la vida"

Hemos de aprender a escuchar el cuerpo, tener conciencia de la energía corporal, tener conciencia postural, saber relajarlo...es el primer paso para mejorar la salud.

El cuerpo físico es muy importante, a través de él se expresan las sensaciones, los dolores, las tensiones, todas las emociones (llanto – risa, etc). El cuerpo físico siempre es el que nos pone la señal de alarma, el único que tenemos como guía de lo que tenemos que evitar o cambiar.

CONTAMINACIÓN DEL CUERPO FÍSICO

El objetivo de este apartado es el de informar de los riesgos y efectos adversos producidos por los más de 100.000 sustancias tóxicas que se encuentran en nuestro medio ambiente, como productos básicos de higiene, limpieza, alimentación, menaje, entre otros.

El terreno puede ser dañado por la contaminación. Actualmente la medicina del medio ambiente nos dice que hay más enfermos por contaminación que por infección. Parece que con esta afirmación no podamos hacer nada, sin embargo el cambio de estilo de vida y la macrobiótica con su filosofía y alimentación equilibrada, energética, proporcionada, depurativa y revitalizante, nos brinda la oportunidad de fortalecer nuestro organismo y hacer frente a la contaminación.

A veces no percibimos los tóxicos, pero los respiramos, nos los comemos, bebemos, los ponemos sobre la piel… Tenemos que conocerlos para hacernos conscientes de su existencia y así poderlos evitar dentro de nuestras posibilidades.

Nos ha tocado vivir en una situación difícil para mantener la salud. Decimos que el terreno lo es todo, pero vivimos rodeados de tóxicos. Nuestras ciudades, con niveles excesivos de polución, nuestras playas, nuestros lugares de trabajo, nuestras viviendas...Todos los tóxicos se suman dentro de nuestro cuerpo y se van acumulando, a mayor edad más contaminados estamos.

¿Cómo evitarla? Con información y un terreno fuerte.

Actualmente existen más de 2500 sustancias tóxicas y legales utilizadas por la macroindustria, que no le importa intoxicar a la sociedad, solo le importa la producción y los beneficios.

La humanidad, desde el inicio de la era industrial, ha contaminado el aire, el agua y la tierra sin pensar en las consecuencias sobre su salud. La perturbación del equilibrio humano se deriva de la perturbación del ecosistema. La contaminación ha sido la causa de la desaparición de muchas plantas y animales, y actualmente **es la causa primera de las enfermedades que padecemos.** Seamos conscientes o no, dependemos del medio ambiente para sobrevivir. Nuestro organismo está constantemente agredido por productos tóxicos que no percibimos y que se encuentran no solamente en el aire que respiramos y en el agua que bebemos, sino también en las bebidas industrializadas, en los alimentos que ingerimos, en los fármacos, los productos de higiene personal y de limpieza, la ropa sintética que vestimos, las piezas metálicas de nuestras bocas y los utensilios de cocina, entre otros.

Cómo responde nuestro organismo a los tóxicos

Podemos afirmar que el cáncer está en el último peldaño de una serie de enfermedades que también tienen en común los factores contaminantes: fibromialgia, fatiga crónica, síndrome de sensibilidad química múltiple, electrosensibilidad... El cáncer ha ido aumentando en las últimas décadas a medida que la contaminación se extendía. Esta enfermedad es la última llamada de socorro para que colaboremos con nuestro organismo en el trabajo de desintoxicación.

El cuerpo humano tiene un gran potencial de recursos para eliminar el exceso de tóxicos. La enfermedad aparece cuando todas las estrategias se agotan.

1.-La eliminación normal de la persona sana con un estilo de vida adecuado y una alimentación sin químicos se realiza mediante los procesos de vaciado naturales: micción, evacuación, respiración y transpiración, que se lleva a cabo con la ayuda de la actividad física, la actividad mental y la actividad emocional (como la risa, el llanto, el enfado expresado y transformado...).

2.-Si hay excesos de tóxicos aparecen señales como micciones frecuentes, diarrea, transpiración excesiva, picores en la cabeza, movimientos espontáneos de las piernas, parpadeos o puede manifestarse también con una conducta agresiva.

3.-Cuando la situación es ya aguda el cuerpo se desintoxica a través de estornudos múltiples, fiebre, tos, temblor, escalofríos y pensamientos, emociones y conducta agresiva.

4.-El paso siguiente es ya la descarga crónica con manchas oscuras como pecas, queratosis seborreica...que nos indican excesos de azúcares y grasas. Si las manchas en la piel son blancas nos están indicando que hay descarga de lácteos. Otro síntoma es la sequedad en la piel, que nos está diciendo que hay exceso de grasa, que nos produce un bloqueo en los poros, en los folículos pilosos y en las glándulas sudoríparas. Dentro de la descarga crónica se incluyen también las alergias.

5.-Cuando los excesos de leche, huevos, carne, azúcar, alimentos grasos y aceitosos, continúan, empieza el proceso de almacenamiento en nuestro organismo en forma de mucosidades y grasa, que se depositan en:

•Los senos frontales, donde a veces se forman piedras calcificadas. La sinusitis interfiere en nuestra capacidad mental.

•El oído interno es donde la acumulación de mucosidad y grasa produce dolor y pérdida de audición.

•Los pulmones en forma de tos, congestión, dificultad respiratoria. Las mucosidades y grasas pegajosas se pueden unir a otros tóxicos como el tabaco y la polución que, sumados a los tóxicos en la sangre y en el aparato circulatorio, puede derivar en cáncer pulmonar como muestra de una gran toxicidad.

- En las mamas se inicia con el endurecimiento producido por quistes fibrosos sin malignidad, pero que si no se cambia de estilo de vida y de hábitos que nos perjudican, entre ellos los alimenticios, se puede transformar en cáncer de mama.

- Intestinos. Las mucosidades y grasas se van pegando a las paredes intestinales dando lugar a un abdomen expandido. Esta capa interna dificulta la absorción de los nutrientes y puede llegar a convertirse en diversas complicaciones digestivas hasta llegar al cáncer.

- Riñones. Las mucosidades y grasas si se combinan con alimentos expansivos o de enfriamiento (zumos de fruta, fruta, dulces…) producen primero, acumulación crónica de agua en los riñones e hinchazón de piernas y después, cristalizan en forma de cálculos renales.

- Órganos reproductores. En los hombres la próstata es un lugar de acumulación frecuente, tanto internamente como externamente y se manifiesta con depósitos de grasa y quistes. En las mujeres la acumulación se deposita en forma de quistes en los ovarios y de bloqueo en las trompas. La descarga crónica de flujo vaginal es otra manifestación de acumulación.

•Según la medicina oriental, las cataratas también están relacionados con la acumulación de grasas y mucosidades almacenadas en el hígado, riñones y órganos sexuales.

•Otra acumulación debida a la ingesta de grasas trans y saturadas, es el colesterol, que se manifiesta en el aparato circulatorio, tanto dentro como fuera de la célula del interior de los conductos circulatorios.

CONTAMINACIÓN EXTERNA

La primera causa de la enfermedad es la toxemia general producida por los tóxicos y los hábitos alimentarios incorrectos.

1-Tóxicos en el medio ambiente, aire, agua, alimentos...

2-Por Solventes (productos de higiene corporal y de limpieza)

3-Contaminación química por metales

4-Los plásticos

5-Aluminio y Teflón

6-Tóxicos en los tejidos de la ropa que usamos

7-Contaminación a través de los materiales de

construcción de nuestro hábitat.

8-Acústica.

9-Lumínica.

10-Radiaciones. CEM (Campos Electro Magnéticos)

11-Gas Radón

1-Tóxicos en el medio ambiente

El aire

La polución del aire y la contaminación química están provocando una epidemia invisible. Si la polución bajara hasta los 20 microgramos por m^3 como recomdienda la OMS, habría 3500 muertes menos al año. Barcelona, en el año 2010, tenía 55 microgramos por m^3 con puntos de hasta 90, en zonas de tráfico denso.

Otros factores son las centrales térmicas que desprenden dióxido de carbono, óxidos de nitrógeno y de azufre, y el peligro de las centrales nucleares con su radioactividad y sus elementos químicos.

El agua

La calidad del agua también es deficiente. Contaminamos el agua de los ríos con vertidos de residuos industriales, y esta agua desemboca en el mar, que también se llena de tóxicos, y contamina tanto a los peces como al marisco. No sucede con las algas, ya que, la mayoría de ellas, no se desarrollan en lugares contaminados.

Existe un tipo de tecnología obsoleta que utiliza mercurio en la fabricación del cloro. En España existen ocho plantas que continúan utilizando esta tecnología y lo harán hasta el 2020. Este mercurio va al mar, transformado en metilmercurio, que es la forma más tóxica de este metal y se deposita en el hígado, en la cabeza y en la grasa de los peces.

Cuanto más depredador y de mayor tamaño sea el pez, más metilmercurio acumula. Este tóxico es uno de los peores que existe, ya que es neurotóxico (hay estudios epidemiológicos en Japón, Brasil, Canadá e Islas Feroes) y afecta principalmente a los niños en la edad del desarrollo cerebral, produciendo una disminución de su capacidad cognitiva.

Otro contaminante del mar son los **PCBs**. Se han detectado en el plancton. Los PCBs pertenecen a los **contaminantes organoclorados**. Son tóxicos ambientales que se encuentran en el aire, el agua y en los alimentos, especialmente en el pescado, marisco y verduras. Se acumula en el tejido graso, en el hígado y en el cerebro. Los peces lo ingieren y las focas que comen a los peces también. De los peces pasa a los humanos, cuyo aumento de casos de cáncer es alarmante.

Contaminamos el agua del subsuelo filtrando y clorando el agua. La limpiamos, pero la reacción de los químicos del agua con, por ejemplo, el cloro, produce otros compuestos peligrosos y no todo puede limpiarse, como ocurre con los fármacos que vertemos (antidepresivos, anticonceptivos…).

El agua del grifo contiene cloro. Parte de este cloro se evapora, pero hay que destacar que el cloro, al reaccionar con otras sustancias, forma químicos venenosos que causan cáncer. El cloro destruye la vitamina E, la flora intestinal, irrita el estómago y puede colaborar en la formación del cáncer.

Nadar en agua clorada de una manera prolongada contribuye al cáncer de piel.

En el agua del grifo y en la mayoría de aguas embotelladas encontramos, entre otros elementos perjudiciales, el flúor, que es un veneno lento que se acumula en el tejido cerebral.

El fluoruro es un compuesto venenoso que el hígado intenta capturar con la bilis causando obstrucción de los conductos biliares y muchas enfermedades. Nos añaden fluoruro al agua potable, a los derivados de la soja, pasta de dientes, comprimidos, gotas, chicles, tés, vacunas, productos de limpieza, sal, leche, anestésicos, colchones (emiten gases de fluoruro), al teflón (menaje de cocina) y a los antibióticos.

Bélgica fue el primer país que prohibió el fluoruro en el año 2002.

-El **Dr. Albert Schatz**, de Connecticut (1922-2005), descubridor de la estreptomicina, dijo que la fluorización "es el tóxico más grande que ha afectado al mayor número de personas".

El 98% de los países europeos han rechazado la fluorización del agua. El fluoruro causa artritis, fractura de cadera, infertilidad, Alzheimer, trastornos cerebrales y cáncer. También deprime la glándula tiroides ocasionando hipotiroidismo.

Se ha comprobado que el boro en forma iónica es el mineral que elimina el fluoruro del organismo.

Los estudios indican que el fluoruro es uno de los factores principales de envejecimiento, daña el sistema inmunitario y aumenta la probabilidad de padecer cáncer. Evitaremos, por tanto, la pasta de dientes y los enjuagues bucales que lo contengan, así como las cazuelas y sartenes antiadherentes porque también contienen flúor.

El agua del grifo contiene trazas de arsénico, plomo,

cadmio, termonio -que es una forma radioactiva del plomo-y flúor, entre otros componentes tóxicos.

Al considerar que el agua del grifo no es la adecuada usamos agua embotellada para sentirnos más seguros, pero si la botella es de plástico, este envase, con la luz y el calor, desprende **antimonio**. Podemos consumir, o bien la de manantial en botella o garrafa de cristal, o agua destilada para consumo humano, a la que añadiremos 10 gotas de agua de mar por litro, o bien 1/8 de cucharadita de sal integral por litro. Si queremos darle energía al agua embotellada, la pondremos en un recipiente de cristal transparente de color azul, con tapón no metálico, bajo los rayos del sol durante dos horas.

El agua destilada doméstica es mejor que la mineral

El agua destilada se obtiene mediante un aparato eléctrico que copia a la naturaleza. Primero calienta el agua hasta la ebullición para que se evapore. Después la enfría para que se condense y vuelva a ser líquida, pero sin ningún contaminante. La naturaleza, a través del sol, evapora el agua del planeta, lo condensa mediante enfriamiento, y vuelve a la tierra en forma de lluvia. La lluvia actualmente está también contaminada, por tanto no nos sirve para beber.

Lista de contaminantes que se eliminan en el proceso de destilación del agua: virus, bacterias, huevos de parásitos, fungicidas, pesticidas, herbicidas, arsénico, cloro, fluoruros, amoníaco, sodio, nitratos-nitritos, plomo, cobre, hierro, aluminio, boro, taninos, arsenio, vanadio, mercurio, calcio, cadmio, plata, níquel, estroncio 90, sulfato, sulfuro, fenol, asbestos, THM's, PCB's, radio 226-228, arena, aluvión, y olores

Los minerales del agua del grifo y de la embotellada no se asimilan en el organismo porque son inorgánicos, lo que nos provoca residuos, como piedras en los riñones, en las paredes del intestino, arterias, articulaciones, hígado,...

Al igual que los animales, solo podemos asimilar los minerales que nos proporcionan los vegetales y el agua del mar, porque son orgánicos. Solo los vegetales pueden absorber los minerales inorgánicos y transformarlos en orgánicos, transformando el agua de riego en agua pura o agua destilada.

El agua destilada para uso doméstico la podemos obtener mediante pequeños aparatos. Buscaremos aquellos que tengan el recipiente para el agua y el serpentín de acero inoxidable de calidad.

Si queremos alcalinizarla le añadiremos 10 gotas de agua de mar por cada litro y también 3 gotas de limón.
Para energizarla, la agitaremos de 10 a 15 segundos.

Como una copia de la naturaleza, podemos ponerla en botellas azules (como reflejo del azul celeste) y las dejaremos al sol durante 2 horas.

Siguiendo los consejos de Masaru Emoto -especialista en el estudio de la memoria e información contenida en el agua-, etiquetar la botella con una palabra que potencie la vitalidad del agua, como por ejemplo: "salud", "amor", "bienestar",...

Los alimentos

Enterremos el sistema alimentario industrial que nos perjudica y volvamos a la naturaleza, a la agricultura ecológica que puede alimentar al mundo.

Después de los negocios ilícitos, el primer negocio mundial es el de la **industria alimentaria**. Es a través de esta industria que nos volvemos enfermos crónicos. Para complementarlo está el segundo negocio mundial, socio del primero, que es la **industria farmacéutica**, que también nos cronifica y, a veces, nos mata.

La industria de la alimentación tiene 14000 aditivos alimentarios artificiales y químicos. Se crean más de los que se pueden estudiar y por tanto no se saben sus efectos tóxicos.

Algunos ejemplos:

-Potenciadores del sabor

En los alimentos la palabra que encontramos en los ingredientes es "aroma": aroma a café, aroma a vainilla, etc.

Los sabores artificiales, como el sabor de vainilla en los yogures, está extraído de la industria papelera. Cuando leamos "aroma" = peligro.

En ocasiones la palabra "aroma" encubre el **Glutamato Monosódico**, porque su nombre ya empieza a conocerse como peligroso.

Dentro de los tóxicos con mayor riesgo se encuentra el Glutamato Monosódico (GMS), que produce efectos similares al Aspartame (edulcorante). Es un devastador del SNC (Sistema Nervioso Central), se lo relaciona con el cáncer cerebral y la leucemia. Se encuentra en la mayoría de productos de supermercado, como los alimentos en conserva, alimentos procesados (sopas de sobre, cubitos de caldo, aliños), productos cárnicos (embutidos), snacks, salsas, congelados, golosinas, alimentos para lactantes, productos dietéticos, precocinados… Lo utilizan los cocineros en los restaurantes para dar sabor en paellas, guisados, salsas,...

El GMS (Glutamato Monosódico Sintético) produce, a veces de forma inmediata, cefaleas, enrojecimiento facial y molestias gástricas, pero a la larga los daños son neurológicos con lesiones cerebrales, también daños en el interior de la retina, y obesidad. Tiene otros nombres para camuflarlo como **E620, E621, E623, E624, E625, E627, E631, E635, proteína vegetal hidrolizada (PVH) o extracto de levadura, Vetsin, MSG, gelatina, Caseinato de Calcio, Senomyx, Carragenano, saborizante natural** y **Ajinomoto.**

-Antioxidantes Sintéticos

-Los Antioxidantes se usan en la industria alimentaria para que no se enrancien los alimentos: **Buthilhidroxianisol BHA (E-320)**. Se encuentra en todos los snacks, excepto en los ecológicos.

Por ejemplo, a veces notamos que el aceite de las patatas fritas ecológicas se enrancia porque no lleve este antioxidante.

-Al pan le ponen **Bromato de Potasio (E-924)**, que es cancerígeno, y azúcar, que sabemos su efecto expansivo en los tumores.

-Edulcorantes

-El **Aspartame (E-951)**, edulcorante que va al cerebro, está en casi todos los productos comestibles procesados. Se encuentra en las bebidas light. Genera problemas muy graves en los niños, produciéndoles la enfermedad de la fenilcetonuria debido a que contiene fenilalanina sintética.

El nombre del Aspartame (E-951) puede aparecer como L-Aspartil o L-Phenylalanina.

Hay que leer con atención los ingredientes de lo que consumimos, pues incluso algunas marcas comerciales biológicas pueden añadir, en alguno de sus productos, este componente.

-Edulcorantes como la **sacarina**, **ciclamatos**, **sorbitol**, **xilitol**, **manitol** (perfora el intestino), **aspartato E951**: se encuentran en 6000 productos de supermercado y otros, con consecuencias graves y diversas, entre ellas el cáncer.

-El edulcorante **Acelsulfamo de Potasio (E-950)** tiene un poder edulcorante 200 veces superior al azúcar, por tanto es 200 veces más barato que el azúcar. Este edulcorante provoca diabetes, y se encuentra en golosinas, productos horneados, lácteos, pastas de dientes,...

-Conservantes

-El **Benzoato sódico (E211)** es un conservante que se encuentra en bebidas carbónicas, jugos, salsas, cosmética (cremas faciales, champús, etc, incluso en los que se venden como biológicos) y es carcinógeno.

Otros tóxicos a considerar por su peligrosidad, son los aditivos autorizados que pueden encontrarse en las conservas de mariscos, pescados, caviar, entre otras conservas. Entre ellos destacamos el **ácido benzoico E210 y E211**, el **benzoato de calcio (E213)**, el **benzoato de potasio (E212)**, **p-hidroxilbenzoato de etilo (E214)**, además de una larga lista. Estos aditivos, a parte de presentar problemas toxicológicos y alérgicos, su acumulación en el organismo genera riesgos de cáncer, además de producir asma y urticaria. Se han hecho estudios con animales y se ha comprobado que les producen ataques epilépticos.

Su peligrosidad y toxicidad aumenta, además, si se consume junto al **E222 (Bisulfito de sodio)**, ya que provoca problemas neurológicos. Cuando a estos conservantes les añadimos colorantes, como por ejemplo la **tartrazina** , usada en las paellas para darles el color del azafrán, en zumos, etc, aumentamos la peligrosidad tóxica con consecuencias a corto y largo plazo. En los niños se ha estudiado que la tartrazina, presente en muchos productos de consumo habitual infantil, les produce hiperactividad y otros trastornos de conducta. Se han evaluado 300 productos, a través del Trámite de Registro Sanitario, que contienen este colorante.

-Colorantes

-Colorantes artificiales: el color intenso atrae a los niños: polos, chuches. Hace que la lengua se ponga de color y produce hiperactividad junto con el azúcar.

-El **E171 (Dióxido de Titanio)** se utiliza en alimentación para la decoración de pasteles. Entre sus efectos tóxicos destaca el bloqueo de la respiración celular, en especial en riñones e hígado.

-El colorante artificial del grupo de los **azoicos E154**, está presente en alimentos ahumados y algunos estudios han demostrado que produce mutaciones genéticas.

-Tóxicos en el pescado

-En el pescado puede hallarse, además de los PCBs nombrados, **Metilmercurio**. muy peligroso para niños y embarazadas. Los peces grandes como el pez espada, la tintorera y el atún rojo contienen mucho más metilmercurio que los peces pequeños. En las mujeres embarazadas es importante saber que el metal atraviesa la placenta y afecta al desarrollo cognitivo del hijo.

-Tóxicos en los animales y en los vegetales que consumimos

-En las vacas, la hormona del crecimiento transgénica (rB6H, llamada Posilac) aumenta la producción de leche en un 20%, pero no es sana, ya que genera mastitis y problemas de reproducción. Los ovarios de las vacas tratadas crecen. A parte de hormonas y antibióticos, también se les suministran tranquilizantes para el estrés.

-Para el engorde de los pollos, también se utilizan tranquilizantes y antibióticos en caso de infecciones. En la industria cárnica, se ha rediseñado a los pollos para que tengan pechugas más grandes que los muslos, por su mayor demanda.

-Actualmente se está modificando genéticamente al salmón, cruzándolo con otros animales.

-En los vegetales, sabemos que el maíz es más de un 85% transgénico, y que los animales que consumen dicho maíz, tienen fallos orgánicos y esterilidad. El 90% de los productos de supermercados de EEUU contienen maíz y soja transgénicos.

2-Tóxicos por solventes

Los solventes (benceno, alcohol propílico, tricloroetano,...) son compuestos derivados del petróleo que, en su mayoría, disuelven grasas, siendo perjudiciales para la salud.

Los solventes se pueden encontrar en los productos de limpieza como la lejía, el amoníaco, alcohol metílico (limpia cristales, desengrasantes,...), y también en los productos de higiene diaria.

En los productos de higiene diaria se encuentran solventes como los parabenos, el alcohol isopropílico o propanol, aluminio, floruro de sodio,... También en las fragancias artificiales y en las cremas de belleza, se encuentran solventes como el propylenglicol, ftalatos, níquel y cromo.

(Para más información, ver libro "Alimentación, energía vital en el Cáncer")

Productos naturales para la limpieza del hogar:

La limpieza del hogar con productos naturales, sin ningún tóxico, se sintetiza en el uso de: bicarbonato sódico, vinagre, limón, agua oxigenada diluida,...

3-Contaminación química por metales

El metal inorgánico es tóxico y alergógeno. Entre ellos destacan el mercurio, el aluminio, el cadmio, el níquel, el cromo,...

Los metales en la boca con mercurio (empastes con amalgamas) producen una contaminación lenta pero muy tóxica. El mercurio también está presente en las vacunas.

Se aconseja visitar a un bioodontólogo para eliminar dicha fuente de toxicidad.

Según estudios del Dr. R.Voll, hay una correspondencia entre los campos energéticos de las piezas dentales y la mandíbula, con todo el organismo. En caso de enfermedad, es aconsejable visitar a un bioodontólogo para detectar cualquier anomalía que pueda afectarnos.

4-Los plásticos

Hay 3 sustancias que se liberan cuando calentamos los plásticos (como los tuppers) o cuando envejecen. Son el Bisfenol-A, el Estireno y el Cloruro de Polivinilo.

En la **alimentación**, hay que destacar el constante uso de plásticos para envolver y comercializar. Para fabricar las bandejas de poliestireno se utilizan sustancias cancerígenas como el **benceno**, que además provocan problemas hormonales. Cuando el **poliestireno** se calienta se liberan las sustancias químicas del plástico hacia los alimentos, contaminándolos con toxinas que atacan al sistema nervioso, entre otros problemas. Tenemos que tener en cuenta que hasta las tiendas biológicas venden productos envasados en plástico. **Los recipientes para guardar alimentos en la nevera mejor que sean de cristal**.

Plásticos recomendables: Polietileno, Polietileno de alta densidad, Polietileno de baja densidad y Polipropileno.

Plásticos que debemos evitar: Policloruro de Vinilo, Poliestireno y Policarbonato.

5-Aluminio y Teflón

Tanto el aluminio como el teflón son tóxicos. El teflón se encuentra en los utensilios para cocinar que son antiadherentes y que, además, están recubiertos de flúor, también tóxico. Al ser tóxicos para cocinar, usaremos las baterías de acero inoxidable, especialmente las de acero quirúrgico bañadas con titanio, que no contamina los alimentos.

En cuanto a las sartenes, se recomiendan las de cerámica por la misma razón.

6-Tóxicos en la ropa que usamos

Es mejor lavar las prendas antes de usarlas porque contienen productos químicos tóxicos en el apresto. El apresto lo aplican 2 veces, antes y después del planchado.

Los tejidos impermeables contienen sustancias perfluoradas (PFOS, PFOA). El PFOA se encuentra en el Gore-Tex®.

Evitaremos la ropa sintética, porque contiene fibras

artificiales y son repelentes de los iones negativos necesarios para la vida.

En cuanto al calzado, mejor que no sea de goma.

7-Contaminación en los materiales de construcción

Encontramos tóxicos en los aislantes térmicos y acústicos, en los recubrimientos de las paredes y en su interior, en el mobiliario de plástico, los metales, ...Evitar los aislantes como: lanas de fibras minerales, el poliuretano y poliestireno expandido; los lacados, pinturas, barnices, colas, etc, que no sean ecológicos.

8-Contaminación acústica

El ruido genera trastornos como insomnio, fatiga, ansiedad, estrés,... Para un descanso apropiado, la OMS recomienda no exceder de los 30dB como ruido de fondo, y 45 dB como ruido eventual.

Para preservar la salud, se recomienda el uso de cristales con aislamiento acústico y térmico en ventanas y balcones.

9-Contaminación lumínica

Actualmente se aconseja el uso de lámparas alógenas de última generación, porque no necesitan transformador, y los leds por su opción más moderna y ecológica de iluminar. En cuanto a espacios públicos, la iluminación fotovoltaica, porque se genera a partir de la radiación solar.

10-Radiaciones CEM (Campos Electromagnéticos)

Nuestro cuerpo es biológicamente incompatible con los campos electromagnéticos. Nuestro Sistema Inmunológico se ve afectado.

Los campos eléctricos se pueden eliminar mediante la desconexión manual o automática (bioswitch), pero los campos electromagnéticos que provienen del exterior es imposible eliminarlos según los expertos. La legislación vigente tiene unos parámetros que todavía están muy lejos de la normativa europea.

Las unidades de medida de los CEM son las nanoteslas. Por encima de 100 nT es comprometido para la salud.

En 1996 los tres científicos R.F.Curl, H.W.Kroto y R. Smalley, ganaron el Premio Nobel por descubrir los "fullerenos" del Shungit, mineral de la región de Shunga, Karelia, del NO de Rusia.

En caso de padecer los efectos de los C.E.M es aconsejable poner en el suelo, rodeando la cama donde dormimos, piedras de shungit, en bruto, de aproximadamente 1 Kg de peso. Entre ellas dejaremos una

138

distancia inferior a 1 metro. Y las situaremos a unos 50 cm de la cama. Se recomienda la lectura del libro "Shungit, extrema protección".

11-Gas Radón

Es un gas natural radioactivo, procedente del subsuelo, que se filtra en las viviendas, por los sótanos y plantas bajas. Para evitarlo, se recomienda la ventilación. El gas radón también se encuentra en el agua caliente. Después de la ducha, es recomendable ventilar.

CONTAMINACIÓN INTERNA

Tenemos que considerar estos 4 contaminantes:

1.-Parásitos (Bacterias y virus)

2.-Hongos. Cándidas

3.-Por alimentos inadecuados y/o excesos

4.-Por el propio proceso metabólico interno del espacio intersticial (extracelular)

1.-Parásitos

"Todas las enfermedades vienen por dos causas: contaminación y parásitos" Dra. H. Clark de Canadá

(bióloga, biofísica, fisióloga celular. Cum Laude. 1928-2009)

La Dra. Clark, en sus análisis de tumores cancerosos siempre detectó dos componentes: los solventes y los parásitos.

Siempre nos hemos preocupado por la desparasitación de los animales de compañía, pero nos cuesta aceptar que todos tenemos parásitos, y es así en todo el mundo.

En la enfermedad, antes de iniciar el proceso curativo, es conveniente empezar un programa de desparasitación, ya que los métodos curativos no serán completamente eficaces hasta que los parásitos se supriman.

En la salud es conveniente desparasitarse dos veces al año como fuente de equilibrio (otoño – primavera).

Cómo se propagan los parásitos

Las fuentes de contaminación son:

-A través del agua: ríos, lagos, pozos, agua del grifo...

-Los animales: animales domésticos y animales de campo (huevos debajo del pelaje)

-Es aconsejable no tener perros, gatos, pájaros ni otros animales dentro de casa, mejor fuera de ella.

-Viajes al extranjero. Por ejemplo, en los cubitos de hielo

de la bebida, porque el agua del hielo no está purificada.

-Alimentos crudos, especialmente la carne, el pescado (sushi mal preparado) y oleaginosas.

-El personal infectado que trabaja en los restaurantes.

-El contacto físico, especialmente entre niños que no tienen el hábito de lavarse las manos (huevos debajo de las uñas). También el contagio puede ser a través de las relaciones sexuales.

-Una sobredosis de antibióticos. Los antibióticos interfieren con el equilibrio de la flora intestinal, permitiendo la proliferación de parásitos y microorganismos nocivos.

Cómo se detectan

El análisis de heces es la forma habitual para encontrar los huevos, pero no es siempre seguro y sólo sirve para ver si hay una clase de parásitos intestinales. Es mejor consultar a los laboratorios dedicados a la parasitología o a los centros académicos o de investigación.

Existe un concepto equivocado, creemos que los parásitos sólo habitan en los intestinos del huésped, pero hay parásitos que viven en la sangre, o en el sistema linfático. Otros pueden infectar todo el cuerpo, incluso el cerebro y el corazón. A cada órgano le corresponde un parásito.

Cuando nuestra salud disminuye, es cuando aumentan los parásitos.

Hay parásitos que viven dentro de otros parásitos. Así mismo, los parásitos tienen dentro sus propias bacterias y virus. La bacteria, en su interior, tiene virus. Un ejemplo lo tenemos en la bacteria de la salmonella común, que lleva en su interior el virus de la gripe.

Desparasitación

Existen diversos protocolos de desparasitación, pero todos ellos coinciden en la toma de cápsulas herbales durante 10 o 15 días, después unos 5 días de descanso y repetir el procedimiento.

En la desparasitación del Áscaris esto no es suficiente, ya que es un parásito muy común y muy fácil de contraer, pero muy difícil de eliminar. El adulto muere con el tratamiento, pero los huevos y las larvas necesitan otros suplementos. Y es necesario repetir la desparasitación cada 2 lunas llenas.

Las condiciones que favorecen la proliferación de parásitos es la humedad interna con exceso de moco, el desequilibrio de la flora intestinal y el estreñimiento crónico. Además, para potenciar el protocolo de desparasitación, es conveniente:

1.-Comer en ayunas arroz integral crudo (de 1/3 a 1/4 de taza). Ayuda a expulsar lombrices y otros parásitos y limpia los residuos intestinales de los parásitos. Si no se tiene buena dentadura, mejor triturarlo un poco.

Preparación: Lavar un puñado de arroz integral y ponerlo en remojo la noche anterior con agua purificada de filtro o embotellada.

En ayunas ir masticando el arroz integral en pequeñas cantidades hasta que se convierte en líquido. Retrasar el desayuno.

2.-Tomar la enzima papaína (se encuentra en la papaya) porque ayuda a digerir el moco acumulado en el colon.

3.-Alimentos adicionales como semillas de calabaza tostadas, almendras, jengibre y ciruelas umeboshi.

4.-Verduras como la col, zanahoria y rábano.

5.-Si comemos nueces de Castilla se tienen que tostar o cocinar porque pueden albergar parásitos.

6.-El aceite de orégano es un buen remedio para los parásitos. Es, además, antiinflamatorio, secante y un poderoso antiséptico.

2.-Hongos. Cándidas.

Candidiasis

La Candidiasis Intestinal no está contemplada por la Medicina Oficial. Esta enfermedad tiene una extensa sintomatología como dolor generalizado, insomnio, fatiga, irritabilidad, nerviosismo, gases, sensación de plenitud gástrica, etc.

La Candidiasis intestinal es el origen de la Candidiasis Vaginal.

La colonización fúngica es una reacción defensiva orgánica que trata de enquistar el tejido enfermo.

Dieta para eliminar la Candidiasis

Para eliminar la candidiasis es necesario hacer una dieta muy estricta, que consiste en: ningún tipo de levadura (pan, pastelería, bollería, etc), ninguna fruta ni zumos de fruta, tampoco verduras con alto contenido en azúcares como la calabaza, berenjena, pimientos, tomates, patata, … Sí algas. Y por supuesto ningún tipo de seta. Ningún lácteo, pues la lactosa es un tipo de azúcar. En cuanto a los cereales, sólo el arroz, el mijo (el más alcalino), el trigo sarraceno, la quinoa y el amaranto, es decir, ninguno que contenga gluten. Se pueden comer todas las legumbres. Pescado también. En cuanto a salsas, ninguna, excepto la salsa de soja Tamari (no contiene gluten). Usar aceite de sésamo y tomar como infusión té de tres años (nunca café ni edulcorantes de ningún tipo, excepto Stevia). Es aconsejable beber también agua de mar purificada (5 medidas de agua por 2 de agua de mar), ya que esta enfermedad está producida por una gran acidez, y el agua de mar alcaliniza y el proceso es más rápido. También hay que destacar el poder antifúngico del bicarbonato de sodio, además de su capacidad alcalinizante. Se recomienda tomar diariamente una cucharadita tamaño postre en medio vaso de agua.

3.-Por alimentos inadecuados y/o excesos

El agente que más contribuye al engrosamiento de las paredes de los vasos sanguíneos es la proteína de los alimentos, especialmente 1) la **proteína animal**.

Los alimentos proteínicos son los mayores productores de ácido y los que más densifican la sangre. A fin de evitar un ataque al corazón o un derrame cerebral, el cuerpo intenta verter las proteínas en el fluido que rodea a las células, al tejido conjuntivo. Esto, en una primera fase, parece la solución, pero los residuos proteínicos van aumentando hasta convertir este fluido intercelular en una sustancia tipo gel y los nutrientes que intentan llegar a las células quedan atrapados en esta sopa espesa con el riesgo de una muerte celular por inanición.

Además de las proteínas, existen otros factores que también provocan la congestión: son **2)** las **grasas trans,** que se adhieren a las membranas celulares y dificultan la entrada de oxígeno, glucosa e incluso agua a las células. Las células se dañan y se vuelven cancerígenas. Los ácidos grasos trans se encuentran en los productos refinados y bajos en vitamina E, como los aceites vegetales hidrogenados, mayonesas, margarinas (tan solo se diferencia del plástico por una molécula)…que son muy dañinos.

Otro alimento que participa es también **3)** la **sal de mesa común** (cloruro sódico).

4.-Por el propio proceso metabólico interno del espacio intersticial (extracelular)

El espacio entre las células se degrada y se ensucia. La célula acaba ahogada en sus propios residuos metabólicos que son ácidos e impiden que la célula se nutra, porque el entorno celular se ha vuelto ácido. Ácido carbónico + ácido graso + ácido úrico = excremento celular = aguas fecales. El principal tóxico del organismo → la propia actividad metabólica.

LIMPIEZAS INTERNAS

Según la Dra. Clark son muy importantes los pasos a seguir:

1º.-Limpieza renal + fortalecer el sistema inmunológico. Se practica mediante infusiones de hierbas específicas (ver libros de la Dra. Clark y "Los secretos de la Salud" de Andreas Moritz)

2º.-Limpieza intestinal. Limpieza de colon o Hidroterapia de colon.

3º.-Desparasitación. Seguir el protocolo de la Dra. Clark.

4º.-Limpieza de hígado. Seguir el protocolo de la Dra. Clark o de Andreas Moritz.

5º.-Limpieza intestinal, nuevamente.

6º.-Recordatorio de desparasitación

7º.-En caso de máxima toxicidad por metales, existe la quelación (eliminación de metales del organismo)

(Más información en mi tercer libro "Alimentación, energía vital en el Cáncer").

¿QUÉ MÁS PODEMOS HACER PARA DESCONTAMINAR NUESTRO ORGANISMO?

Para descontaminar nuestro organismo nos ayuda la

alimentación macrobiótica, la bebida -el agua destilada-, y las siguientes sugerencias:

-Limpieza de la cavidad bucal:

Se aconseja realizar durante 15 días seguidos. Cada mañana al levantarnos, ponemos dentro de la boca una cucharada de aceite de sésamo. Lo pasamos por toda la cavidad bucal durante 3 minutos y escupimos, sin tragar nada, ya que estará lleno de tóxicos. Seguidamente lavamos bien los dientes y la lengua. Esta limpieza desintoxica y blanquea los dientes.

Es conveniente limpiar la lengua, sobre todo por las mañanas, con el limpiador de lengua ayurvédico de acero inoxidable.

-Talasoterapia:

Ayuda a eliminar la acidosis. Consiste en bañarse en lo más parecido al mar. Llenar media bañera con agua caliente y echar 2kg de sal marina completa. El agua caliente nos abre los poros y por ósmosis, a través de la piel, nuestros ácidos van al agua de la bañera. Es por tanto una manera práctica y agradable de sacar tóxicos y alcalinizarnos. Permanecemos en la bañera hasta que el agua se enfría (aproximadamente 20 minutos).

-Helioterapia o baños de sol (ver fuentes de energía vital).

-**Terapia con arcilla**: La **arcilla** (roja, verde, blanca, negra...) desintoxica.

El poder curativo de la arcilla está en las siguientes propiedades: inactiva venenos, desinfecta, desinflama, cicatriza, corrige el pH, y es antiradiactiva. Si queremos tratar el abdomen, obtendremos un excelente remedio contra la putrefacción intestinal y la fiebre interna. En este caso mezclaremos la arcilla con agua fría y la depositaremos en nuestro abdomen (nunca después de comer) con un grosor de hasta 1 cm. Cuando la arcilla se seca ya no actúa y debe quitarse y desecharse, ya que no se aconseja reutilizarla porque estará llena de tóxicos.

Para preparar la arcilla, debe usarse una cuchara de madera y un recipiente que no sea metálico, mejor cerámica o cristal.

-Otras terapias que se pueden realizar son:

-**Sauna** (no recomendado a personas con mala circulación).

-**Beber agua destilada** (para consumo humano), porque es muy depurativa.

-**Plantas de interior y ventilación**:

A parte de la decoración, las plantas son muy útiles para descontaminar el ambiente interior. Las 3 plantas de interior más descontaminantes son: Areca Palm, Sansevieria y el Poto.

La Areca elimina el formaldehído (presente en los muebles), tolueno, xileno (combustión coches), insecticidas, productos aislantes (construcciones), adhesivos, tabaco, pinturas,...

La Sansevieria, convierte el CO_2 en oxígeno por la noche.

El Poto, elimina formaldehído, y otros compuestos orgánicos volátiles.

Otras plantas descontaminantes son: los helechos, la hiedra, el ficus y la orquídea.

Las plantas, en el interior de la casa, refrescan y oxigenan el aire, contribuyendo a crear un ambiente más relajado.

La ventilación es muy importante, incluso en invierno, es bueno abrir cada día las ventanas para permitir el aire fresco, evitando las corrientes de aire, ya que el interior de nuestras viviendas acostumbra a estar más contaminado que el exterior.

CAMBIOS HACIA LA SALUD

PREMISAS PARA LA AUTOCURACIÓN

1.-Cambio de actitud. Dejamos de sentirnos víctimas para hacernos responsables; dejamos de ser pasivos para ser activos; no esperemos que nos curen. Es importante rebelarse frente a las opiniones del entorno, y tomar nuestras propias decisiones, dirigiendo nuestro camino hacia la salud por primera vez

2.-Cambio de estructura psicológica. En nuestra estructura psicológica se nos han implantado gran cantidad de ideas preconcebidas y de conceptos predeterminados, dogmas y creencias que nos tienen completamente aprisionados. Cuando no cumplimos con esta información, nos sentimos culpables, generando sufrimiento.

La curación empieza cuando somos capaces de cuestionárnoslo todo, y de reconocer y modificar nuestra forma de pensar, porque nos condiciona la vida. Es necesario ser críticos con un punto de rebeldía, de inconformismo, y tomar nuestras propias decisiones. De esta forma evitaremos caer en los dogmas que nos llevan a la sumisión y a la obediencia. En este caso, a la clase médica, teniendo en cuenta su diagnóstico, y por tanto a las constantes pruebas, a la cirugía, que no siempre es necesaria, y a la medicación de por vida (de extremo interés par parte de las multinacionales farmacéuticas). Hemos de buscar el diagnóstico en la medicina alopática, pero no aceptar como única verdad el pronóstico ni el tratamiento.

3.-Cambio de relación con el entorno: Nos valoramos en función de cómo nos valora el entorno. Tenemos que aprender a dirigir nuestra vida, también a decir **NO** sin sentirnos culpables, haciéndonos dos preguntas cuando nos proponen algo: a) ¿me conviene? b) ¿me hace ilusión? Las dos tienen que ser un sí.

4.-Cambio de Hábitos: Cambiaremos los hábitos que nos perjudican y, entre ellos, el estilo de vida y la alimentación.

CAMBIO DE ESTILO DE VIDA

Está demostrado que el sedentarismo y el sobrepeso nos lleva a la enfermedad, y el ejercicio a la salud. Dejar el coche y andar, siempre que se pueda, es una solución muy saludable.

También el abuso de alcohol, tabaco, consumo de fármacos, se relacionan con las enfermedades.

Hemos de simplificar la vida, viviendo en función de las verdaderas necesidades, disminuyendo el nivel de autoexigencia personal, y evitando el estrés. Para conseguirlo, se puede poner en práctica:

La respiración, la relajación la meditación y la visualización.

LA RESPIRACIÓN

En el momento de nacer y durante la infancia hacemos una respiración entera, implicando el abdomen. A causa de la educación represiva de nuestra sociedad, el diafragma se tensa de una manera inconsciente y ya no hacemos la respiración completa; solamente una parte, y cada vez más limitada.

No solamente inhalamos poco oxígeno, sino que no exhalamos todo el anhídrido carbónico y esto nos intoxica. Con este déficit de oxígeno a escala celular, el sistema nervioso se ve afectado, porque, al respirar por debajo de los mínimos, él también trabaja a ámbito hormonal de una manera mínima. Se llega, en algunos casos, a deficiencias de la serotonina y de las endorfinas, siendo esto causa del malestar y de tensión. Es común un nivel bajo de serotonina en las personas enfermas.

Muchas tensiones internas las podemos eliminar a través de la respiración. Después de un estado de agitación es bueno respirar conscientemente.

Técnicas de respiración con visualización. Descripción de diversos métodos para eliminar tensiones.

Aconsejo como mínimo siete respiraciones completas, cerrando los ojos y poniendo siempre una mano sobre el abdomen.

Expongo once técnicas para que escojamos la que mejor se adapte a nuestras necesidades.

1) Inhalamos el aire que entra por la nariz e imaginamos que en él hay la energía de la vida que penetra en nuestro interior corriendo por nuestro aparato circulatorio, vigorizando y relajando cada parte de nuestro cuerpo, para luego volverlo a exhalar por la nariz lentamente lleno de impurezas y de todas las tensiones acumuladas.

2) Para las personas afectadas de contracturas musculares va bien visualizar esta otra técnica en que, en cada inhalación, toda la musculatura del cuerpo se dilata formando un globo que se hincha, para deshincharse lentamente en la exhalación.

3) Visualizaremos y pondremos en acción la atención, la imaginación y la voluntad. Todo ello será dirigido por nuestra conciencia.
Hacemos siete respiraciones completas y, seguidamente, imaginamos que estamos en medio de un prado y en él hay un globo con una cesta atada con gruesas cuerdas al suelo. Vamos hacia el globo y vamos llenando la cesta con todos nuestros

síntomas, nuestras tensiones, nuestros miedos... todo lo que nos hace sufrir y, cuando la cesta está completamente llena, soltamos las cuerdas. El globo empieza a subir, miramos cómo se aleja hacia arriba hasta que sólo es un punto en el cielo. Hacemos una respiración completa y nos damos cuenta que el miedo, las tensiones, todos nuestros problemas se han ido con él. Volvemos a respirar y sentimos que hemos cambiado dolor y sufrimiento por confianza y bienestar.

4) Cerramos los ojos e imaginamos que tenemos una vela encendida delante de nosotros, nos centramos en ella mientras inhalamos y exhalamos y tratamos de apartar todo pensamiento. Al inhalar, imaginamos que la llama se inclina hacia nosotros, cuanto más profunda es la inhalación, más se inclina. Al exhalar lentamente, la llama se aleja.

5) Imaginamos que estamos tumbados en una cálida playa, en una isla en medio del océano. Escuchamos el murmullo de las olas en la orilla. Haremos siete respiraciones completas, tratando de acompasar la inhalación al tiempo que la ola llega a la playa y la exhalación cuando el agua se retira

lentamente. Nuestra respiración será relajada y tranquila.

6) Imaginamos como un aire fresco y renovado de color violeta nos llena los pulmones y todo nuestro cuerpo en cada inhalación. Imaginamos que en cada exhalación vamos vaciando un aire caliente, sucio y lleno de tensión. Cuando hayamos expulsado todo este aire viciado, hacemos la séptima respiración completa sintiendo el bienestar de la luz violeta que se ha depositado en nosotros.

7) Esta técnica es específica para liberar las tensiones producidas por cualquier tipo de agitación súbita. Por ejemplo, por discusión, insulto, acoso, pelea, riña, presión, agobio, provocación, represión interna o cualquier otra alteración psicológica.
En posición vertical y mientras inhalamos, subimos los brazos por delante del cuerpo, al máximo. Cuando exhalamos, abrimos los brazos hacia los laterales para descender y llegar a la posición inicial. La practicamos también siete veces.

8) Visualizamos como en cada inhalación la luz solar penetra en nuestro cuerpo hasta alcanzar nuestros

órganos internos, para darles energía. Y, en cada exhalación, expulsamos las tensiones, el dolor y la fatiga.

9) Inhalamos la energía solar, y la llevamos a todos nuestros vehículos. Y exhalamos la energía perversa de todos ellos.

10) Respiración para eliminar los puntos de dolor: Cierro los ojos y visualizo mi cuerpo. Marco en rojo los puntos de dolor y tensión; y en cada inspiración entra en mi cuerpo aire azul limpio y relajante; y en cada exhalación expulso aire rojo lleno de tensión y dolor; en la séptima respiración, la tensión y el dolor se disuelven. Después de la séptima respiración, siento la relajación y el bienestar.

11) Visualizamos en cada inhalación un aire verde que potencia nuestro sistema inmunológico. Y en cada exhalación expulsamos un aire oscuro, lleno de los tóxicos que han interferido en la bajada de nuestro sistema inmunitario.

TÉCNICAS DE RELAJACIÓN

Antes de iniciar la relajación, poner la mano derecha sobre el ombligo y la mano izquierda entre los senos (chakra corazón). Con ello conseguiremos calmarnos, especialmente si nos despertamos durante la noche con preocupaciones y no podemos dormir a causa de ellas. También como rutina diaria, tumbados en la cama, masajear el abdomen en forma circular, en la dirección de las agujas del reloj, siguiendo el movimiento del tránsito intestinal (colon ascendente – colon transverso – colon descendiente).

La primera clave en busca de la relajación consiste en ordenarle al cuerpo que se relaje; con el tiempo, el cuerpo obedece rápidamente. Para ello hay muchas técnicas, tenemos que escoger la más efectiva para nosotros.

La relajación del cuerpo físico supone también un estado de tranquilidad a nivel psico-emocional y espiritual.

El cuerpo físico, en última instancia, es el receptor de todas la influencias que provienen del exterior y del interior.

Lo fundamental es sentir cómo cesa la tensión muscular y se relaja zona por zona.

Expongo 12 técnicas de relajación:

1) Técnica de relajación muscular progresiva de Jacobson

Esta técnica es para los estados muy dolorosos.

Empezaremos evaluando el dolor que sentimos en ese momento. Le pondremos una puntuación del uno al diez. Cuando acabemos la relajación volveremos a evaluar el dolor para ver si la relajación ha sido útil.

Esta técnica tiene dos fases:

1. Sentimos la tensión durante unos instantes, ya que contraemos con fuerza los músculos de la parte del cuerpo indicada.

2. Relajamos esta zona debido a que dejamos de tensionarla y volvemos a la posición inicial, dando tiempo a la musculatura para que se relaje.

Siéntate tan cómodamente como puedas y con la espalda recta, cierra los ojos, haz siete respiraciones conscientes, inspira por la nariz suavemente y suelta el aire lentamente.

Seguidamente empezamos por la cabeza y vamos relajando las distintas zonas hasta llegar a los pies.

a) Cabeza:

- Encoge la frente. Siente la tensión... Relájate...

- Cierra los ojos con fuerza. Siente la tensión... Relájate...

- Aprieta los dientes, los labios y las mandíbulas. Siente la tensión... Relájate...

b) De la cabeza a la cintura:

- Dirige la cabeza hacia atrás como si quisieras ver el techo. Siente la tensión... Relájate...

- Dirige la cabeza hacia delante. Siente la tensión... Relájate...

- Sube los hombros hacia arriba. Siente la tensión... Relájate...

- Cierra el puño de la mano izquierda. Siente la tensión... Relájate...

- Cierra el puño de la mano derecha. Siente la tensión... Relájate...

- Cierra los puños de las dos manos. Siente la tensión... Relájate...

- Dobla los codos. Siente la tensión... Relájate...

- Estira los brazos hacia el suelo. Siente la tensión... Relájate...

c) Desde la cintura hasta las piernas:

- Arquea la espalda hacia atrás, dejando un vacío en la parte inferior. Siente la tensión... Relájate...

- Aprieta los músculos del estómago. Siente la tensión... Relájate...

- Aprieta los glúteos y las caderas. Siente la tensión... Relájate...

- Coloca los pies de punta y apriétalos contra el suelo. Siente la tensión... Relájate...

Siente tu cuerpo con una ligereza agradable, relajada y tranquila. Quédate quieto durante unos instantes y cuando lo desees empieza a moverte lentamente, suavemente, sintiendo la agradable sensación de relajación.

2) Técnica de relajación de toda la musculatura del cuerpo, empezando por la cabeza:

Esta técnica es adecuada para relajarnos antes de dormir o si nos despertamos a media noche, para de esta forma, poder conciliar el sueño nuevamente, ya que siempre comprobaremos un descenso de dolor y/o tensión. Se practica tendida en la cama, boca arriba, con los brazos y piernas paralelos al cuerpo.

Previamente es aconsejable hacer, como mínimo, siete respiraciones abdominales completas.

Empezamos relajando la musculatura de la cabeza: la musculatura del cuero cabelludo, de la frente, de los ojos, de la nariz, de las orejas, las mejillas, la boca, (se abren ligeramente los labios) la lengua, la barbilla, el mentón, la musculatura de la articulación temporo-mandibular. Sentimos la musculatura de la cabeza completamente relajada.

Relajamos la musculatura del cuello, especialmente la de la nuca.

Relajamos la musculatura de los hombros, los brazos (bíceps, tríceps), la de los antebrazos, la de las muñecas, la de las manos y los dedos de las manos.

Sentimos el cuello y los brazos completamente relajados con una ligereza agradable.

Relajamos seguidamente el tronco en su parte anterior: musculatura de los pectorales, los intercostales, el diafragma, los abdominales, etc. Su parte posterior: musculatura de las cervicales, dorsales, trapecios, de la zona lumbar, sacro, coxis y la de los glúteos.

Sentimos el tronco, completamente relajado, con una ligereza agradable.

Relajamos ahora la musculatura de las piernas, la de los muslos (cuádriceps...), la de la rodillas, las pantorrillas, los tobillos, la de los pies y la de los dedos de los pies. Sentimos todo nuestro cuerpo relajado, tranquilo, con la agradable sensación de la relajación.

3) Técnica de la luz violeta:

Imagina una luz violeta intensa que brota de las plantas de los pies, para ir relajando, calmando y regenerando desde los pies hasta la cabeza.
Sientes la relajación en cada uno de los músculos y órganos que encuentra a su paso; por último relaja

la cabeza.

4) Técnica de abandono de todas las partes del cuerpo:

Primero los pies, las piernas... vas abandonando lentamente las diferentes partes de tu cuerpo, sintiendo la relajación y una ligereza agradable, hasta llegar al total abandono de nuestro cuerpo.

5) Técnica del fuego:

Imagina cómo un fuego, no físico sino sutil, quema todas las tensiones e impurezas del cuerpo físico y después una fina lluvia lo apaga, llevándose las tensiones para sentirte relajada y tranquila. Siente al finalizar la agradable sensación de la relajación.

6) Técnica de las herramientas:

Visualiza cómo una serie de herramientas o aparatos trabajan ajustando, recolocando, expandiendo tu estructura muscular para que se destense y vuelva a recuperar su elasticidad y flexibilidad.

7) Técnica del globo:

Imagina cómo en cada parte del cuerpo la

musculatura se hincha y se deshincha, sintiendo cómo se eliminan las tensiones. Esta técnica es buena para las personas con fibromialgia, ya que la musculatura está contraída y ayudamos con esta visualización a que se destense y relaje.

8) Técnica de concentración en los latidos del corazón:

Después de relajar todos los músculos del cuerpo, concentramos la atención en los latidos del corazón, después nos concentramos en la punta de la nariz, hasta sentir el pulso del corazón en ella, luego seguimos haciendo lo mismo en la oreja derecha, mano derecha, pie derecho, pie izquierdo, mano izquierda, oreja izquierda y nuevamente en la punta de la nariz. Hemos fijado la **ATENCIÓN** plenamente en cada parte del proceso.

9) Técnica de visualización de una luz blanca:

Primero realiza una relajación muscular de la cabeza a los pies y después visualiza cómo una luz blanca de tamaño pequeño, como de una nuez, entra por la coronilla y va bajando por la columna vertebral, iluminando y relajando todo el cuerpo, hasta el coxis. Después lentamente vuelve a subir desde el coxis por la columna vertebral hasta llegar a la zona del corazón, donde esta pequeña luz se expande como un globo de gran tamaño; paramos unos instantes y estamos atentos a cualquier pensamiento que aparezca. Este pensamiento nos puede dar información (como p.ej. La causa de nuestra enfermedad, el origen u otra información). Después el globo de luz blanca se deshincha hasta convertirse nuevamente en una luz pequeña que sube hasta salir por la coronilla.

10) Técnica de relajación por planos horizontales:
Imagina que una niebla blanca va bajando desde la cabeza y va relajando consecutivamente las diferentes secciones de tu cuerpo, hasta llegar a los pies, quedándote cubierta totalmente de esta niebla que te produce una relajación total, te calma el dolor y te regenera.

11) Relajación para antes de dormir:
Estamos tranquilos, hemos terminado el día. Después de respirar profundamente 7 veces, empezamos a estar relajados. Nuestros pensamientos se van disolviendo. Nuestro cuerpo está en calma. Estamos listos para pasar una noche

durmiendo plácidamente. Volvemos a respirar profundamente y nos sentimos más relajados.

Visualizamos un cielo azul sin una nube. Ahora nos imaginamos tumbados sobre la hierba fresca de un prado. Sentimos la relajación que nos transmite. Recordamos el olor fresco de la tierra y de la hierba después de la lluvia.

Visualizamos un inmenso océano azul que está en calma. Sentimos la profundidad y serenidad de este mar. Visualizamos una bella puesta de sol, y disfrutamos con ella.

Por último, decimos mentalmente: "estoy completamente tranquilo". Lo decimos las veces necesarias para que se conviertan en un estado de ánimo, y podamos conciliar el sueño.

12) Técnica de relajación de Schultz. Máxima relajación:

La práctica que te proponemos a continuación es una de las más conocidas para alcanzar un máximo grado de relajación, con niveles insospechados de tranquilidad y paz interior.

Paso 1: preparación

Tienes que buscar un lugar donde puedas estar

totalmente tranquilo, sin que nada ni nadie te moleste.

Es recomendable desconectar los teléfonos y estar en un entorno silencioso y con luz tenue.

Adquirir una posición lo más cómoda posible.

Paso 2: instauración de la tranquilidad

Comienza el ejercicio fijando en tu mente las palabras clave "**Estoy completamente tranquilo**".

Estas palabras deben ser o pronunciadas o mentalizadas todas las veces que haga falta hasta que se hayan interiorizado.

Pasarán así de ser unas simples palabras a convertirse en un estado de ánimo.

Paso 3: fase de pesadez

A continuación fija en tu mente las palabras clave "**Mis pies y mis piernas pesan**".

Debes realizar este proceso con todas las partes de tu cuerpo.

Te recomendamos sigas un orden ascendente para no perderte.

Paso 4: fase de calor

En esta fase las palabras clave serán "**Mi pie y**

pierna derecha están calientes".

El calor produce la relajación de todo el cuerpo, así que al igual que en el paso anterior, convertiremos estas palabras en una sensación real en nuestro cuerpo.

Debes realizar este proceso con todas las partes de tu cuerpo.

Paso 5: fase de regulación cardíaca

En esta fase vamos a regular el ritmo del corazón, porque la tensión y el miedo aceleran su función. En este caso, las palabras clave que vamos a utilizar son "**Mi corazón tiene un ritmo constante y vigoroso**".

Paso 6: fase de regulación respiratoria

Ahora, después de haber relajado los músculos y regulado la actividad del corazón llega el momento de normalizar la respiración.

Para ello utiliza las palabras clave "**Mi respiración es tranquila**".

Si necesitas respirar profundamente en algún momento, siéntete libre de hacerlo.

Paso 7: fase de regulación del plexo solar

En esta fase las palabras clave son **"Mi plexo solar irradia calor"**.

El plexo solar es toda la zona del aparato digestivo que suele estar siempre bloqueada en casos de estrés o de miedo.

El calor tranquilizará esta zona y te ayudará a alcanzar un mayor grado de relajación. Repite las palabras hasta que se conviertan en una sensación corporal real.

Paso 8: fase de regulación cerebral

Aquí relajaremos la actividad cerebral concentrándonos en la frente.

Las palabras claves son "**Siento un frescor agradable sobre la frente**".

Repite una y otra vez esas palabras, mentalmente o en voz alta, hasta que la tensión cerebral haya desaparecido.

Cuando lo hayas conseguido ya habrás terminado el ejercicio.

Ahora te sentirás totalmente relajado y tranquilo. Te asombrará la calma conseguida.

Después, mueve los dedos de los pies, los dedos de las manos, y vas abriendo los ojos. Permanece quieto unos instantes, y cuando decidas moverte, hazlo lentamente.

Después de un ejercicio de relajación hay que olvidar el cuerpo físico. A partir de aquí relajaremos la mente y conectaremos con el corazón para entrar en la meditación.

Aceptación de la enfermedad.

No luchar contra ella, sino colaborar con ella a través de nuestra atención.

LA VISUALIZACIÓN CREATIVA

Antes de adentrarnos en la visualización creativa, tenemos que tener en cuenta la ley de la atracción.

Ley de la Atracción

Atraemos a nuestra vida todo lo que pensamos, tanto si es saludable como si es enfermizo; de prosperidad como de pobreza... Estemos atentos a nuestros pensamientos, porque de ellos depende nuestra calidad de vida.

Los pensamientos positivos producen hormonas que nos dan energía y salud.

Nuestros pensamientos nos hacen sentir bien o sentir mal. Los que nos dan bienestar, significa que estamos alineados con el universo.

La emoción es el reflejo de lo que pensamos, es la que nos

avisa que debemos trabajar con los pensamientos.

Como trabajo conjunto del aspecto mental y el aspecto emocional, podemos usar la visualización creativa como terapia personal, sin necesidad de un terapeuta, los terapeutas somos nosotros mismos.

Esta técnica forma parte de la autogestión de la enfermedad, y es fundamental para co-crear la Salud.

Mediante la meditación podemos comprender las causas de nuestra enfermedad; mediante la visualización usamos la imaginación para crear un proceso que nos lleva a la Salud. En la visualización, trabaja la mente y la emoción. La mente para gestionar el procedimiento personal de cómo y en qué forma nos imaginamos y creamos una serie de procesos que nos llevan a la Salud. La emoción, para sentir la felicidad y el agradecimiento de vernos ya sanos.

Somos co-creadores de nuestra vida y de todo nuestro entorno. Todo depende de nuestros pensamientos, y para conseguir nuestros deseos, hay que potenciar la mente con pensamientos constructivos y afirmaciones positivas. Afirmar significa hacer firme un propósito. Por ello, la visualización se hace solo con frases afirmativas y en tiempo presente, como: ¡Tengo Salud!, ¡Ya lo he conseguido! Es necesario la repetición, para que se procese en nuestro cerebro de forma automática.

Proceso de visualización creativa

Haremos una lista, en positivo, de lo que queremos conseguir. Seguiremos el orden de la lista para hacer el proceso de visualización creativa de 1 en 1. No pasaremos al siguiente proceso de visualización, hasta conseguir lo que nos hemos propuesto en el primer lugar de la lista. Podemos tardar días, meses,... Hay que empezar por cosas sencillas, porque de este modo conseguiremos más seguridad en nosotros mismos.

1) Relajación de nuestro cuerpo físico y nuestra mente, llegando al estado alfa para sintonizar, como lo hace una radio, con el campo unificado de energía inteligente (física cuántica) o conciencia cósmica.

¿Cómo llegamos al estado alfa?

Después de la relajación de todo nuestro cuerpo, volvemos a respirar conscientemente 3 veces, a continuación contaremos del 5 al 1, y en cada número nos sentiremos más y más relajados. Con ello, adormecemos nuestra parte consciente y ponemos en marcha el subconsciente, que no distingue lo imaginado de lo real, y el cerebro lo asume.

En la frecuencia alfa nuestras ondas cerebrales son más lentas y se sincronizan mejor.

2) Sentimos amor incondicional para conectar con el

campo de energía, ya que es su sintonía.

3) Imaginamos que nos vemos completamente sanos, corriendo, saltando, cualquier dolor que teníamos, ya ha desaparecido. Sentimos la emoción de nuestro logro, y damos las gracias por haberlo conseguido.

4) No tenemos que dudar ni de nuestra capacidad, ni del campo de energía con el que nos estamos conectando. Las únicas limitaciones son nuestros pensamientos negativos y las dudas. Si hay duda, desactivamos la visualización. Para activarla nuevamente, utilizaremos pensamientos positivos, que son 100 veces más potentes que los negativos, como por ejemplo algo que nos haga ilusión.

Por tanto, fe absoluta en el éxito y en tiempo presente, como: estoy sana, ya no tengo el dolor que me atormentaba, …

5) Desear intensamente lo que queremos conseguir con la visualización.

6) Visualizar 1 o 2 veces al día durante 20 minutos, teniendo en cuenta los apartados anteriores y el proceso de imaginación de cómo nos curamos. Cada persona escoge el medio que le parece más eficaz (ejemplos: visualizamos una aspiradora que aspira la mucosidad, o una máquina que desintegra un tumor,...). Durante el resto

del día repetiremos afirmaciones como: estoy en perfecto estado, yo soy la salud,... Expresar nuestros deseos en voz alta y en presente, potencia el poder de conseguir lo que nos proponemos.

El hecho de querer curarse ya es sanador.

Dentro del cambio de estilo de vida, tenemos que considerar el problema el sedentarismo y del sobrepeso causado por la alimentación inadecuada y la falta de ejercicio.

EJERCICIO

Recomiendo como ejercicio, caminar. Las ventajas son iguales a las obtenidas de cualquier otro ejercicio, con la mitad de riesgo de lesionarse o agotarse.

Media hora de paseo cada día te ayuda a:

-Controlar tu peso, aumentando el ritmo metabólico basal.

-Mejorar la circulación en cantidad y en calidad, calentando así las manos y los pies.

-Evitar los problemas cardíacos.

-Ayudar a la digestión y eliminación de los alimentos.

-Moderar el apetito.

-Mantener los huesos sanos y fuertes.

-Eliminar las tensiones y las preocupaciones.

-Prevenir los problemas respiratorios.

-Eliminar grasa.

-Tonificar los músculos, en especial muslos, pantorrillas y caderas.

-Mejorar la vista. La visión en movimiento, nos permite mirar objetos cercanos y lejanos. Se ha constatado que alternar la visión de lo que está cerca y de lo que está lejos, es una gimnasia ocular que mejora la visión.

Caminar crea un "segundo corazón", ya que los músculos de los pies, pantorrillas, muslos, nalgas y abdomen se contraen y relajan rítmicamente, aplastando las venas y moviendo la sangre hacia el corazón. También lo hace el diafragma, que es un músculo muy poderoso porque interviene en la respiración.

Cuando no andamos, la sangre tiende a estancarse en el vientre, caderas, muslos y pies. La circulación se hace más lenta y el corazón debe trabajar más para asegurar que llegue oxígeno a todo el organismo. Si permanecemos de pie o sentados durante largos periodos, el cerebro también sufre la falta de oxígeno.

Lo ideal es empezar el paseo de una forma más bien lenta para calentar la musculatura, para después pasar a una forma más rápida pero cómoda. Los brazos tienen que colgar libremente a ambos lados y la cabeza erguida. El ritmo es la clave. Mejor buscar un parque, un camino en el bosque o una larga playa, pero la ciudad también tiene largas avenidas para, si es posible, no romper el ritmo. La mañana es el mejor momento para caminar. Los científicos dicen que cuando caminamos producimos endorfinas, las hormonas de la felicidad. Podemos alargar esta media hora diaria paulatinamente hasta que se convierta en una hora.

Cuando no podamos andar os sugiero, tal como lo hice en el primer libro (Hablemos de fibromialgia), la técnica Nadeau, que en tan sólo 20 minutos hacemos una gran oxigenación celular.

Otras sugerencias generales

-Es bueno mantenerse mental y físicamente activo con descansos periódicos para la respiración-relajación-meditación.

-Es recomendable vivir en espacios limpios, ordenados y aireados. Cuanto más simple y austera sea la decoración, o sea nuestro mundo exterior, más claridad mental en nuestro mundo interior.

-Valora la naturaleza y ponte en contacto con ella siempre que puedas. Anda por la montaña, pasea descalzo por la playa...

-A la hora de comer, agradece los alimentos y siente que es el mejor momento para dejar a un lado las preocupaciones y deberes que alteran una digestión adecuada. Es mejor apagar el televisor y aprovechar este rato para una conversación tranquila con la familia. Pero, si es posible, es mejor comer en silencio. Si crees que lo que vas a comer no te conviene, pero no tienes alternativa, bendice los alimentos mentalmente.

-Ir mucho al cine y ver en exceso la televisión, afecta la mayoría de las veces a nuestro vehículo emocional, llevándonos al desánimo.

-No reprimir nada. Responder a todo con criterio propio, aunque nos equivoquemos.

-Defiende tu verdad hasta el final.

-Es conveniente saber escoger en cada momento lo que más nos conviene usando el discernimiento.

-Verticalizar, llevando la mente al corazón y a la acción, todo en la misma dirección.

-Restar importancia a las dificultades de la vida y aprender de ellas.

-Sintonizar con la música y bailar libremente.

-Tomar iniciativas para llegar a la acción.

-Aprender a dar órdenes, empezando por algo tan simple como: "¿me traes un vaso de agua, por favor?"

-Buscar un hobby y cada día avanzar en él, como un reto. Esto nos reforzará la fuerza de voluntad, para llegar siempre a la acción.

-Seleccionar la lectura, la música y el arte para crear una actitud positiva.

-Practicar, una vez a la semana, la talasoterapia doméstica.

-Durante el proceso de la enfermedad a la salud, no es recomendable el uso de joyas metálicas, porque captan las radiaciones del entorno.

CAMBIO DE ALIMENTACIÓN
LA MACROBIÓTICA COMO HERRAMIENTA DE CURACIÓN

Cualquier enfermedad nos está mostrando que nuestro cuerpo está saturado de tóxicos. Para superarla será necesario empezar por una alimentación depurativa, como la macrobiótica, que ayude a eliminar dichos tóxicos.

Para seguir una dieta macrobiótica se deben utilizar en la medida de lo posible alimentos naturales, es decir, integrales y biológicos.

Los alimentos biológicos no contienen pesticidas, fungicidas, abonos químicos, ni aditivos, que son muy tóxicos para el hígado en particular y para la salud en general.

Normalmente, en todas las dietas modernas, nunca se habla de alimentos biológicos. En la macrobiótica es fundamental, ya que la salud se recupera mediante la desintoxicación.

La macrobiótica tiene múltiples propiedades: es

energizante, depurativa, revitalizante, regeneradora, antioxidante, antiinflamatoria, alcalinizante,...

La dieta macrobiótica es sencilla y se basa en el principio del equilibrio y de la armonía. Nuestras necesidades alimenticias están determinadas por la situación geográfica y climática en la que vivimos, por el tipo de actividad que desarrollamos y por nuestra constitución y sexo.

En nuestra sociedad comemos alimentos con productos químicos, elaborados, refinados, privados de sus componentes naturales completos y, por lo tanto, es un alimento desequilibrado. Esto provoca la alteración del proceso digestivo y la agravación de notables carencias en la alimentación, que complementamos con medicamentos como, por ejemplo, las vitaminas.

ALIMENTOS QUE DEBEMOS EVITAR

Está demostrado científicamente que para restablecer la salud es conveniente dejar las carnes, los huevos, los lácteos, el azúcar, los edulcorantes artificiales, las grasas saturadas, las trans o hidrogenadas, también los alimentos elaborados con harinas blancas y las bebidas industriales. Los alimentos que por sus ingredientes son un ejemplo que hay que dejar son los de pastelería y los de bollería industrial (harina blanca, huevo, leche, grasas saturadas, azúcar, aditivos químicos...)

El **azúcar**. ¿El azúcar es una droga? El azúcar crea adicción. No se digiere, va directamente a la sangre, causando una serie de alteraciones físicas y mentales en el consumidor. El exceso de azúcar puede producir dos enfermedades: la diabetes y la hipoglucemia. Hace subir el nivel de glucosa en la sangre, así el páncreas es obligado a producir una cantidad extra de insulina, que es enviada a la sangre, produciendo una bajada del nivel de glucosa. Esto, a su vez, produce en el cuerpo la necesidad de ingerir más azúcar y el páncreas entra en confusión. Hoy existen millones de diabéticos en el mundo y sólo en Estados Unidos mueren más de trescientos mil por año. La acidez causada por su consumo predispone al cuerpo a infecciones como conjuntivitis y también a la acción de virus y bacterias.

Para sustituir el azúcar, hay formas de endulzar de una manera más sana: el amazake o dulce de arroz (antes de usarlo hay que cocerlo unos minutos), melaza de arroz o zumo concentrado de manzana. También, recientes estudios de la planta stevia demuestran que es un endulzante con numerosas propiedades terapéuticas que debemos considerar.

En general, los endulzantes hay que utilizarlos con moderación, ya que nuestro organismo sólo necesita sal. El dulce lo fabrica él mismo principalmente a través de los hidratos de carbono de los cereales.

La **carne** también deja una sobrecarga de residuos ácidos en el cuerpo, en sangre, fluidos y tejidos. Estos residuos son los ácidos úrico, fosfórico y sulfúrico. Para neutralizar estos ácidos del cuerpo utiliza la reserva de minerales alcalinos, como el calcio de los huesos y dientes, produciendo osteoporosis. Una vez neutralizados los ácidos, quedan residuos de urato de calcio, que son depositados en los tejidos blandos y calcifican en formas sólidas, que van depositándose en arterias (arteriosclerosis), en las lentes ópticas (cataratas), en los uréteres y el riñón, en la vesícula biliar, en las articulaciones (artritis), etc. La carne roja tiene de un 30% a un 70% de grasa y colesterol. También tiene gran cantidad de venenos: pesticidas, herbicidas, fertilizantes y parásitos. Alrededor del 16% de todos los adultos en América tienen triquinosis al hacerles una autopsia. La carne roja no contiene fibra, lo que dificulta su eliminación. Contribuye a la incidencia del cáncer. El Dr. A.B. Miller, director del "National Cancer Institute" dice: "La evidencia sugiere que está relacionada con el incremento de cáncer colorectal, pancreático, mama, ovario, próstata y renal". De las carnes rojas, la peor es la de cerdo.

La leche y los lácteos (quesos, postres lácteos,...)

Actualmente muchos estudios científicos muestran la leche y derivados como un problema de salud. La pasteurización destruye vitaminas y enzimas para su digestión. La homogeneización puede producir problemas en las membranas celulares del tejido cardíaco. Una de sus proteínas, llamada caseína, es viscosa y pegajosa y se deposita en los intestinos impidiendo la absorción de otros nutrientes, contribuyendo a la fatiga crónica, alteraciones intestinales, enfermedades relacionadas con autoinmunidad (artritis reumatoide), lupus, cáncer, problemas circulatorios, alergias (cutáneas, respiratorias), inmunodepresión, diabetes juvenil, enfermedades otorrinolaringológicas, asma, sinusitis, acumulación de mucosidades (en órganos genitales femeninos y en el aparato auditivo) y nefrosis. También se puede decir, según estudios realizados, que la intolerancia a la lactosa va en aumento. Además, los lácteos no son una fuente de calcio. Así lo confirma el Dr. William Elis, después de numerosos estudios que lo avalan, que opina que los lácteos (leche animal) tienen un gran poder desmineralizante en los adultos.

Los sustitutos de la leche en cuanto a obtención de calcio son, sin duda, las verduras, legumbres, algas y semillas, especialmente la semilla de sésamo tomada en forma de "gomasio". El sésamo tiene 5 veces más calcio que la leche de vaca y se absorbe mucho mejor.

¿Por qué los alimentos mencionados son perjudiciales para la salud? Por muchos factores, pero si queremos sintetizar, diríamos que todos ellos son alimentos que acidifican la sangre.

En una persona sana el pH de la sangre se encuentra entre 7.40 y 7.45. Uno de los minerales más importantes para neutralizar la acidez de la sangre es el calcio, seguido del magnesio, potasio y sodio. De modo que si la alimentación que ingerimos tiende a ser ácida, el organismo extraerá de los huesos, de los dientes y de los tejidos, el calcio suficiente para neutralizar esa acidez. Por tanto, podría desmineralizar y provocar: osteoporosis, caries, uñas frágiles, anemia, problemas digestivos, etc. Nuestra alimentación, para que esté equilibrada, debe ser un 80% alcalina y un 20% ácida. Si la sangre baja del 7.38 PH, nos podríamos morir. Ella es la que se encarga de buscar el equilibrio a través de robar calcio, magnesio, potasio y sodio. Podríamos decir que la osteoporosis nos ha salvado la vida.

Alimentos ácidos: proteínas animales, lácteos, harinas refinadas, azúcar... pero también nos acidifican la sangre el estrés, los disgustos, los contaminantes, el exceso de ejercicio.

También tenemos que tener en cuenta los **alimentos transgénicos.** La ciencia rompe la cadena molecular con la creación de los alimentos transgénicos. Si continúa, romperá el orden natural que mantiene la unidad. De aquí pueden salir enfermedades, malformaciones, etc, como ya se ha constatado en Francia.

DIEZ FORMAS MACROBIÓTICAS

G.Ohsawa, divulgador de la macrobiótica, nos propone 10 formas de comer y beber que permiten lograr una buena salud, consiguiendo el equilibrio yin-yang.

Nº	Cereales	Verduras y legumbres	Sopas	Carne	Ensaladas	Postres	Bebidas
7	100%	-	-	-	-	-	Lo menos posible
6	90%	10%	-	-	-	-	"
5	80%	20%	-	-	-	-	"
4	70%	20%	10%	-	-	-	"
3	60%	30%	10%	-	-	-	"
2	50%	30%	10%	10%	-	-	"
1	40%	30%	10%	20%	-	-	"
-1	30%	30%	10%	20%	10%	-	"
-2	20%	30%	10%	25%	10%	5%	"
-3	10%	30%	10%	30%	15%	5%	"

En la alimentación para la superación del cáncer, hay 2 fases: la primera es el régimen número 7, y la segunda fase es aquella que va introduciendo las azukis y las verduras de raíz. (Más información en el libro "Alimentación, energía vital en el Cáncer").

DIETA MACROBIÓTICA BÁSICA

Las proporciones y el tipo de alimentos depende de cada enfermedad y condición. Seguiremos las indicaciones de G.Ohsawa en su libro "El Zen Macrobiótico", y aprenderemos la teoría y la práctica (cocinar) de la macrobiótica en un centro especializado. (ver listado de centros macrobióticos al final del Método).

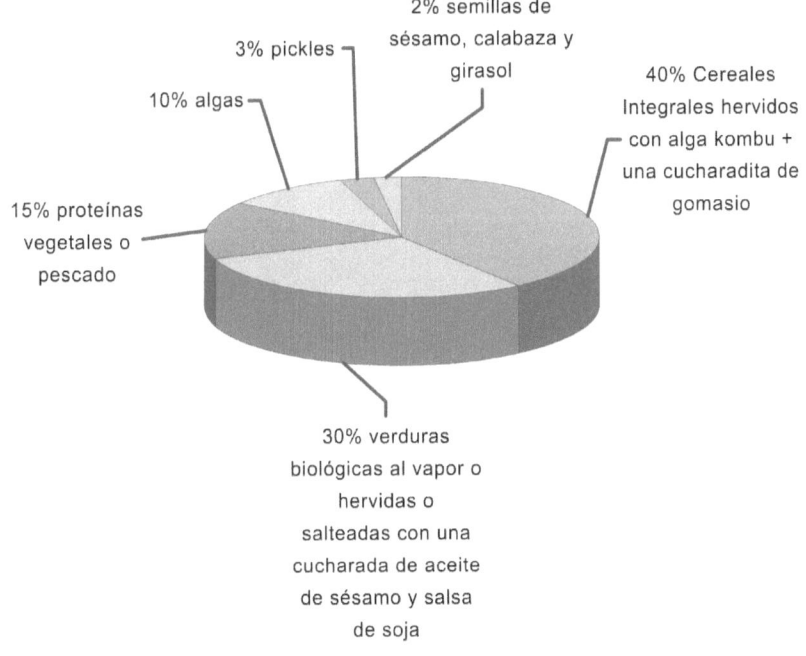

2% semillas de sésamo, calabaza y girasol

3% pickles

10% algas

40% Cereales Integrales hervidos con alga kombu + una cucharadita de gomasio

15% proteínas vegetales o pescado

30% verduras biológicas al vapor o hervidas o salteadas con una cucharada de aceite de sésamo y salsa de soja

Desayuno:

Sopa de miso + cereal integral con gomasio + té bancha o sencha, o té de tres años (kukicha).

Sopa de miso:

Ingredientes:

- Un cm aproximado de alga wakame
- Agua, algo más de un cazo
- ½ zanahoria mediana
- Una hoja de puerro (la parte blanca y la parte verde) o un trocito de cebolla
- Miso: mugi-miso de soja y cebada (1 cucharada de postre)

Preparación:

Ponemos el agua a hervir.

Se remoja el alga wakame en agua fría (esta agua no se aprovecha) durante 2 minutos.

Cortamos las verduras finas.

Cuando el agua hierve echamos las verduras y el alga, y dejamos hervir un minuto. Seguidamente apagamos el fuego.

Diluimos el miso con un poco de caldo de la sopa y lo incorporamos a ella, una vez apagado el fuego.

Esperamos dos minutos para que el miso haga su movimiento rotativo y ya está lista.

Cereal integral:

El mejor cereal para la salud es el arroz integral, pero también se puede variar tomando otros como el mijo y los pseudocereales como el trigo sarraceno, la quinoa y el amaranto... según las necesidades, las estaciones...

Preparación del arroz

Arroz integral + alga kombu (no se pone previamente en remojo)

Se lava el arroz en un colador y se incorpora al agua que ya estará hirviendo con el alga kombu (una hoja). Una medida de arroz por dos medidas de agua. Cuando el arroz empieza a hervir se baja el fuego al mínimo, se pone un difusor y se tapa. Se recomienda cocinarlo con olla a presión durante 21 minutos cuando se tiene prisa, si no, mejor con olla normal, 45 minutos y 10 minutos de reposo con el fuego apagado.

Ponemos poca sal porque se come espolvoreando una cucharadita de gomasio, que ya lleva sal.

Preparación del té

Tanto el té bancha como el té kukicha (de tres años) no se hierven. Se vierte el agua muy caliente sobre el té y se infusiona 7 minutos.

Almuerzo

La proporción recomendada en términos generales es:

- 40% cereales integrales hervidos con alga kombu + una cucharadita de gomasio.
- 30% verduras biológicas, mejor al vapor y, de vez en cuando, salteadas con una cucharadita de aceite de sésamo más una cucharadita de salsa de soja al finalizar la cocción.
- 15% proteínas vegetales o pescado salvaje.
- 10% algas.
- 3% pickles o fermentos.
- 2% semillas de sésamo, calabaza o girasol

Cada enfermedad tiene unas proporciones distintas.

Proteínas vegetales:

Legumbres como: lentejas, garbanzos, azuquis... dejar en remojo la noche anterior y, cuando hiervan, sacar la espuma y añadir el alga kombu al agua de la cocción. Tofu fermentado o tempeh o seitán (se tienen que cocer).

Merienda:

Té verde + manzana biológica hervida o al horno o al vapor con tortitas de arroz (dos días a la semana). Otros días sólo tortitas de arroz con té verde. (Ver las meriendas en el cap. IV de las recetas del libro "De la fibromialgia a la Salud").

Cena:

Sopa de mugi-miso (miso de cebada) con verduras + algas + cereales integrales hervidos + gomasio.

Recomendaciones:

Beber muy poco en la cena, beber poco durante el día, sólo cuando se tenga sed.

En comida y cena, se recomienda el alga hiziki (sólo cada dos semanas) y la arame (puede tomarse diariamente como la wakame).

La salsa de soja tiene que ser biológica, ya que si no lo es contiene "glutamato monosódico", que es muy tóxico.

El aceite mejor que sea de sésamo.

Las marcas no importan, lo importante es que sea biológico.

Alimentos biológicos: no contienen tóxicos químicos como: pesticidas, colorantes, conservantes, potenciadores del sabor...

Los cereales integrales, las verduras frescas, las legumbres y las semillas tienen implícito el vehículo etérico o de energía, tienen vida. Para alimentarse adecuadamente necesitamos transferir esta energía del mundo vegetal al ser humano.

PAUTAS ALIMENTICIAS

1) La cocción

Aunque se eliminen los alimentos con químicos, artificiales e inorgánicos, si no se preparan los alimentos naturales adecuadamente, no se producen los resultados esperados. Depende de más o menos calor; uso excesivo o insuficiente de agua, aceites y condimentos; un tiempo demasiado corto o demasiado largo de cocción; el uso de utensilios inadecuados... disminuyen los efectos beneficiosos de los alimentos.

El arte de la cocina macrobiótica requiere de un espíritu de amor por parte de quien lo cocina y de un espíritu de agradecimiento por parte de quien lo come.

2) Volumen

Por buena que sea la comida, la efectividad se pierde cuando se come demasiado; por lo tanto, es ideal pararse cuando se está satisfecho en un 80%

3) Masticar

Cuanto más masticamos los alimentos, más buenos

resultados, ya que la saliva y sus enzimas son el medio para proceder a la primera fase de la digestión. Recomiendo como mínimo 20 veces cada bocado.

4) El proceso de cambio

La eliminación de carnes, huevos, lácteos, azúcar y edulcorantes artificiales, alimentos refinados y bebidas industrializadas se tiene que hacer gradualmente, disminuyendo la cantidad de alimentos y bebidas no aconsejables y aumentando poco a poco la cantidad de alimentos y bebidas adecuados. Si estamos tomando medicación, se tiene que ir reduciendo gradualmente durante semanas o meses, dependiendo del tipo de medicación y de la dosis.

También hay alimentos sustitutivos intermedios para dar el paso hacia la macrobiótica que nos pueden ayudar a hacer el cambio de una manera más fácil. Por ejemplo, podemos sustituir el azúcar, la miel y el chocolate por melaza de arroz, stevia, algarrobas,...

Pasos para ir introduciendo alimentos adecuados:

Reduce:	Introduce:
1.- La comida no biológica (conservantes, colorantes, espesantes, potenciadores de sabor como el glutamato monosódico y edulcorantes como el espartame, que son muy tóxicos)	1.- Comida biológica.
2.- Carne roja (especialmente el cerdo) y huevos.	2.- Pescado blanco y legumbres
3.- Lácteos y grasas saturadas.	3.- Leche de arroz y cremas de arroz.
4.- Café	4.- Extracto de chicoria y cereales tostados, y mucho mejor el té de tres años.
5.-Verdura congelada o de conserva	5.- Verdura fresca y de temporada
6.- Grasas animales y las hidrogenadas o trans.	6.- Grasas vegetales de calidad.
7.- Harinas y cereales refinados	7.- Harinas y cereales integrales
8.- Pan blanco	8.- Pan biológico integral (evitar el trigo)
9.- Frutos secos	9.- Semillas de sésamo, girasol, calabaza
10.- Sal blanca	10.- Sal marina completa, sin aditivos
11.- Azúcar	11.- Melaza de arroz, stevia
12.- Aceite de oliva	12.- Aceite de sésamo para cocinar y aliñar, aceite de lino para aliñar.
13.- Comidas preparadas y el uso del microondas.	13.- Alimentos frescos y cocinar al menos una vez al día en cocina de gas (mejor que las eléctricas).

La sal marina completa nos aporta 84 minerales esenciales. En cambio, la sal de mesa común solo contiene 2 (Cloruro sódico) y además se le añaden aditivos tóxicos como el silicato de aluminio.

CLASIFICACIÓN GENERAL DE LOS ALIMENTOS

Desde los más Yin (expansivos de los órganos y tejidos) hasta los más Yang (contractivos). En la zona central de esta clasificación están los alimentos más equilibrados (Yin-Yang) y mejores para superar cualquier enfermedad.

Yin, expansivo

- hielo
- drogas y la mayor parte de los medicamentos
- productos químicos: conservantes, colorantes,...
- bebidas alcohólicas: licores, vino, cerveza
- complementos vitamínicos (especialmente los hidrosolubles)
- azúcar refinado
- azúcar moreno
- edulcorantes, miel, melaza...
- jalea real y polen
- bebidas aromáticas y estimulantes: café, té, menta, tila...
- especias: pimienta, mostaza, curry, nuez moscada

- germinados
- fruta tropical: piña, mango, papaya, kiwi, aguacate, plátano
- fruta de zona templada: cerezas, manzanas...
- aceites
- frutos oleaginosos: nueces, almendras, cacahuetes...
- leche, nata, quesos tiernos (camembert, brie)
- verdura de hoja

Zona de equilibrio

- verduras redondas: cebolla, brócoli, col, calabaza...
- verduras de raíz: nabo, zanahoria, rábano, chirivía, puerros...
- algas
- cereales integrales: maíz, centeno, cebada, avena, arroz, quinoa, mijo, amaranto, trigo sarraceno
- semillas oleaginosas: de calabaza, de girasol, de sésamo
- leguminosas: garbanzos, azuquis, lentejas, alubias...
- pescado de agua dulce
- pescado de agua salada: blanco, azul, marisco.

Yang contractivo

- caza: aves, perdices, caza mayor...

- carne: conejo, ternera, buey, cerdo...
- quesos secos (se tarda siete años en eliminar sus toxinas)
- huevos
- caviar
- horneados: pizza, quiches, cocas saladas...
- frutos secos salados, tostados, fritos
- barbacoas
- embutidos
- salsas de soja, miso
- condimentos
- sal

Cantidad de calcio en diversos productos:
- leche de vaca: 125 mg en 100 gr.
- semillas de sésamo: 670 mg en 100 gr crudas
- semillas de girasol: 140 mg en 100 gr crudas
- alga kombu: 810 mg en 100 gr de materia seca
- alga wakame: 1300 mg en 100gr de materia seca
- alga arame: 1170 mg en 100 gr de materia seca
- alga hiziki: 1400 mg en 100 gr de materia seca

Para las personas enfermas, es necesario depurar el hígado, para ello hay que eliminar:
- el chocolate

- los productos lácteos
- los fritos
- el alcohol
- los cítricos: naranja, mandarina, etc, excepto el limón, que se metaboliza alcalinizando
- el melón
- la lechuga y las espinacas
- la judía tierna
- el marisco
- frutos secos porque contienen demasiada grasa, de un 40 a un 50% de grasa.

En casi todas las enfermedades **es aconsejable introducir** el arroz integral, como base de la alimentación, juntamente con verduras, legumbres, algas, pickles o fermentados, algunas semillas, pescado blanco,... y tenemos que tener en cuenta las proteínas vegetales.

HIDRATOS DE CARBONO COMPLEJOS. CEREALES INTEGRALES

Un proverbio japonés dice: "Comer granos sin sus pieles hace que la gente se vuelva pobre (en cuerpo y espíritu) y le falte abrigo (protección contra el frío y la enfermedad).

Los mejores alimentos no son los que están en los extremos (yin o yang), no son los que estresan nuestro cuerpo ni nuestra mente, sino que forman un eje, alrededor del cual otros pueden hacer de complemento. Son los carbohidratos complejos y los encontramos en las dietas tradicionales de todo el mundo, están representados por los granos y las verduras, que son los más utilizados.

Es preferible consumir los hidratos de carbono en forma de glucosa polisacárida, tal y como se encuentra en los cereales integrales en grano, verduras y legumbres, porque no producen altibajos en los niveles de glucosa en sangre, mientras evitamos la glucosa monosacárida o disacáridos del azúcar blanco o integral y el de la fructosa de la fruta, miel y lácteos, que desequilibran dichos niveles.

El cerebro es muy sensible a los alimentos. Un cerebro con hipoglucemias o con desequilibrios en los niveles de glucosa en sangre, con excesos de proteína animal o de sal, estará "apagado o fuera de cobertura" y desperdiciará mucha información fluida y rápida. Alimentarse con arroz integral como base es el cimiento que permite una buena función cerebral.

Los **cereales integrales** son una concentrada fuente de energía. Pocos vegetales son capaces de obtener tal concentración de nutrientes y con las proporciones tan equilibradas (hidratos de carbono, fibra, proteínas, sales minerales, vitaminas y grasas). Son el principal alimento del hombre. Contienen la semilla y el fruto. Son la base de la dieta. Los cereales integrales contienen todas las substancias nutritivas que necesita nuestro cuerpo en cantidades equilibradas: hidratos de carbono, proteínas, grasas, minerales, vitaminas y fibra. La proporción de hidratos de carbono y proteínas de los cereales integrales es la misma que se encuentra en la leche materna. Por tanto, es el alimento de continuación de la leche: mucho carbohidrato y poca proteína.

Cuando el cereal se procesa, pierde vida, fuerza y vitalidad. Además, sus componentes vitamínicos y aceites también empiezan a decrecer.

Los cereales integrales en grano entero retienen durante muchísimos años su esencia, poder nutritivo, energía vital y vida; si plantamos un grano de arroz integral, saldrá una plantita.

La forma redondeada de los cereales es su esencia y energía. Por este motivo se recomienda utilizar cereales integrales enteros, con su forma original en lugar de los integrales troceados y procesados como las harinas, cuscús, bulgur, sémolas... Si los cortamos en copos u otras formas como el bulgur, cuscus,… pierden estos atributos.

Preparación del cereal integral:

En la cocción es recomendable utilizar difusor después de que haya empezado a hervir y, una vez cocido, dejarlo reposar de cinco a diez minutos. Cuando se guarda el cereal que no comemos, es mejor que el recipiente, con tapa, sea de cristal o cerámica. El bulgur de espelta, el mijo y la quinoa se cocinan en veinte minutos en olla normal. Es importante ser precisos a la hora de cocinar cereales integrales y utilizar la cantidad de agua necesaria.

Para poderlos digerir hay que cocinarlos y masticarlos adecuadamente para que nos sienten bien y nuestro sistema digestivo pueda asimilar todas las propiedades nutricionales.

Normalmente, los japoneses no ponen sal a los cereales, sólo el alga kombu. Una vez cocidos, se salan con gomasio, salsa shoyu o tamari. De esta manera se realza el sabor natural del cereal y se incrementa su alcalinidad. El cereal integral se equilibra con la verdura, que es más yin. Cuando nos enfrentamos a una enfermedad yin, como el cáncer, empezaremos solo con el cereal integral.

No son aconsejables los cereales actuales como el trigo, el maíz, la cebada, la avena, el centeno, porque están mutados, incompletos y envejecidos. Debe excluirse también el kamut, no es trigo ancestral, ya que sus cromosomas se han doblado. La espelta se tolera cuando es la auténtica.

Son aconsejables los cereales antiguos, salvajes, integrales, cocidos a menos de 110°C, consumidos al poco tiempo de cocinarlos. Entre ellos se encuentra el arroz, porque ha conservado su forma salvaje prehistórica. No acepta la mutación y vuelve a su estado primitivo. El mijo y el trigo sarraceno son muy recomendables porque son los únicos generadores de alcalinidad.

Cereales sin gluten: arroz, mijo, y los pseudocereales como el trigo sarraceno, el amaranto y la quinoa, que son semillas.

Todos los cereales se pueden tomar durante todo el año, aunque cada estación tiene su cereal. Eso no implica que según el estado de la persona (más yin o más yang) decida qué cereal tomar en cada momento. Cuando se trata de superar una enfermedad, eliminaremos los cereales con gluten.

El **arroz** es el cereal más nutritivo y más equilibrado (yin-yang), y constituye el alimento principal de la mitad de la humanidad. Es muy recomendable para todas las edades. Existen diferentes variedades de arroz, con diferentes formas (redondas, alargadas,...) que se cultivan en diferentes zonas, según el clima y la calidad de los suelos. Escogeremos el redondo, que es el más yang.

El arroz blanco, a diferencia del integral, ha pasado por un proceso de refinamiento en el que se pierde casi todo el contenido de proteínas, de vitaminas del grupo B, de minerales y de fibra, porque se encuentran en su cáscara.

El arroz integral es el cereal para todas las estaciones.

Es un cereal muy completo, energético y muy digestivo. No tiene gluten. Eficaz en afecciones hepáticas, úlceras, enfermedades renales, cardíacas, vasculares y para la hipertensión. Su contenido en fibra regula el tránsito intestinal, reduce los niveles de colesterol y previene el cáncer de colon. Su fibra también aporta más vitaminas y minerales que el arroz blanco, que es más astringente.

Su valor nutritivo es considerable por su aporte en proteínas, hidratos de carbono, minerales (sodio, potasio, fósforo, calcio, hierro...), aceites vegetales, provitamina A y vitaminas B1, B3 y B12. Contiene los diez aminoácidos esenciales. Su contenido en grasa es bajo, y por sus porcentajes de albúmina se recomienda para eliminar la retención de líquidos.

De entre todos los cereales, si tuviera que escoger solo uno, sería el arroz integral, ya que es el cereal más equilibrado en sodio-potasio, en yin-yang, y el que más beneficios me ha aportado.

Existen dos variedades de arroz que debemos comer de vez en cuando, el arroz negro y el arroz rojo, especialmente cuando hay anemia.

El **mijo** se puede alternar con el arroz. Es un cereal redondo y pequeño, considerado un cereal yang, ya que tiene mayor fuerza contractiva que expansiva. Es uno de los cereales más energéticos, recomendable especialmente en invierno.

Contiene mucho hierro y magnesio, también calcio y silicio. Aconsejado en la anemia ferropénica, calambres musculares, el embarazo y la lactancia. Es regenerador del sistema nervioso.

Posee todos los aminoácidos esenciales, lecitina, colina, y además vitaminas A, C, y del grupo B.

Pseudocereales:

El **trigo sarraceno** o **alforfón** es un cereal limpio de químicos, ya que si se usan en su cultivo, este cereal muere. Es un "cereal" que limpia, fortalece los intestinos y mejora el apetito. Es eficaz en la diarrea crónica, fortalece los capilares y los vasos sanguíneos, inhibe hemorragias, reduce la presión arterial y aumenta la circulación de las manos y los pies. Es también un protector de las radiaciones provocadas por las radiografías. Un modo de comenzar a tomar trigo sarraceno es a través de la "pasta de soba".

La **quinoa**, originaria de los Andes, fue el alimento principal de los Incas. La planta crece en condiciones extremas: gran altitud, temperatura fría, sol intenso, sequedad, heladas, con tierra de poca calidad. Se cocina en menos tiempo que el arroz. Es ligera y con un sabor muy particular. Se puede utilizar en sopas, cremas, potajes, ensaladas, salteados de verduras, salteados de leguminosas... De este cereal destaca su gran cantidad de proteína. Existe también la quinoa roja, que se aconseja tomar de vez en cuando. Es el **cereal de verano**.

El **amaranto** es otro pseudocereal que combina muy bien, por sus propiedades, con la quinoa, y por eso es aconsejable comerlos juntos.

LAS LEGUMBRES Y EL PESCADO

Las legumbres

Si juntamos los cereales y las legumbres, tenemos el equilibrio completo de todos los aminoácidos esenciales (componentes básicos de las proteínas que nuestro cuerpo necesita).

Las legumbres nos ofrecen un considerable aporte proteico. Una proteína más fácil de asimilar que la de origen animal.

Debemos ir poco a poco incorporando en nuestra dieta las legumbres, ya que el cuerpo necesita acostumbrarse y aprender a absorber de forma natural las proteínas vegetales. Al principio es mejor comerlas trituradas en forma de purés, sacándoles su piel con un colador fino y la mano de mortero.

Para pasar de la carne a las otras proteínas, es mejor cambiar paulatinamente: de carnes saturadas de origen animal a pescado salvaje y después a proteínas vegetales (leguminosas varias veces a la semana, seitán y tempeh ocasionalmente).

Preparación:

Se lavarán y se remojarán durante 8 o 10 horas y se utilizará el agua del remojo, porque contiene enzimas necesarias para su digestión.

También es mejor: 1) cocerlas con el alga kombu que reduce el tiempo de cocción, les aporta nutrientes y las hace más digestivas. 2) De tres a cinco minutos antes de apagar el fuego echar media cucharadita (tamaño café) por persona de comino triturado, a fin de evitar las flatulencias y darles más sabor. 3) Sazonarlas al final de la cocción con un poco de salsa de soja biológica tamari.

Es aconsejable consumir legumbres a menudo, acompañadas con verduras de raíz y redondas.

El tiempo de cocción de las legumbres dependerá de su tamaño y del momento en que han sido recogidas y secadas. Es importante que las comamos bien cocidas para aprovechar todos sus nutrientes.

Principales legumbres: **lentejas, garbanzos, alubias, azukis**. Estas últimas son las más yang y alcalinizantes. La soja es una legumbre muy nutritiva, pero no la comeremos hervida como las otras legumbres (ni tampoco en forma de leche) porque además de ser indigesta, contiene ácido oxálico, que junto con el calcio forma piedras de oxalato de calcio en los riñones y muchos otros trastornos en la salud. Sólo la comeremos si está fermentada, como es en el caso del miso, tempeh, salsas de soja, nattô, tekka...

El pescado

Comeremos pescado, según nuestra condición, no más de 2 o 3 veces por semana. Tomaremos pescado de pequeño tamaño, por ser menos tóxico.

LAS VERDURAS

Las verduras nos ayudan a neutralizar el exceso de acidez de la sangre, porque son alcalinas.

Se recomiendan las verduras de raíz y las rastreras, por ser más yang y anticáncer.

La mejor manera de obtener vitaminas es a través de las verduras cocinadas sin agua en utensilios de acero inoxidable con titanio o al vapor o al wok con cocción muy rápida, entre 3 y 4 minutos. Las cocciones cortas y sin sobrepasar los 100° permiten que se conserven del 80% al

90% de las vitaminas. Las verduras son también una buena fuente de fibra. Cuando las cocinamos conviene que no pierdan su color. Las verduras de color verde y las amarillo-naranja son precursoras de la vitamina A. Entre ellas destacamos las verdes, como: col rizada, **brócoli,** perejil, berros, nabos, y las verduras de color amarillo-naranja como la **zanahoria** y la **calabaza.**

Brócoli: Hay estudios científicos que relacionan el consumo del brócoli con la prevención y curación del cáncer. Esto es debido a sus fitoquímicos, a su gran contenido en **betacarotenos** y en sustancias sulfuradas. Para aumentar sus cualidades, lo cocinaremos junto a la zanahoria y la cebolla, porque tienen componentes complementarios.

La mejor forma de cocinarlo es sin agua, con su propio vapor de agua o, con poca agua, al vapor, porque conservará mejor su aporte en vitamina C y ácido fólico. Beberemos esta agua de cocción. En el tronco es donde hay más calcio. (Ver Fitoquímicos en capítulo posterior).

La **zanahoria** es una raíz que posee 217 fitoquímicos conocidos y muchas vitaminas y minerales. Es digestiva y antianémica. Es el alimento más rico en **betacarotenos,** precursores de la vitamina A, poderoso antioxidante que previene el cáncer y mejora la salud de la piel. Es alcalinizante y antitumoral.

Calabaza: Contiene dosis importantes de antioxidantes, vitamina A, C y E. La crema de zanahoria y la de calabaza se usan para recuperarse de una gastroenteritis debido a su elevadísimo aporte en vitamina A y todos los demás betacarotenos.

La calabaza es la verdura más indicada para la diabetes.

El puerro y la cebolla: La cebolla, junto con un poco de comino, facilita la digestión de las legumbres. Las cebollas moradas son mucho más recomendables por un doble motivo: además de contener quercetina (pigmento que activa la circulación), aportan **antocianinas**, pigmento que es 50 veces más activo que la vitamina E y 20 veces más potente que la vitamina C. También son antiinflamatorias y ayudan a prevenir y frenar las cataratas.

LAS ALGAS MARINAS

Las algas son uno de los alimentos más nutritivos del planeta, sirven tanto para prevenir como para curar enfermedades.

Las algas son apreciadas en Oriente desde hace más de 2000 años. Los japoneses saben que las algas influyen decisivamente en la extraordinaria longevidad y buena salud de las personas que las consumen.

El origen de la vida está en el mar. Millones de años de

erosión lo han enriquecido con todos los minerales en abundancia para la vida. Las algas fabrican el 80% del oxígeno que respiramos y contienen entre **DIEZ Y VEINTE VECES** más minerales que las verduras de la tierra.

Por sus cualidades y sus amplias propiedades terapéuticas, las algas serán un alimento fundamental en la alimentación del futuro, ya que las verduras de la tierra se están empobreciendo debido a la explotación intensiva. Evolutivamente son los vegetales más antiguos, por lo que la asimilación de sus nutrientes es para todos excelente. Figuran entre los productos de la naturaleza más ricos en hierro y calcio. También son importantes las cantidades que presentan de vitaminas, aminoácidos, enzimas y prácticamente todos los oligoelementos: yodo, magnesio, azufre, cloro, manganeso, silicio, cobre, zinc, níquel, molibdeno, plata, cromo, etc... de tal forma que si consumimos regularmente algas, estamos haciendo una verdadera oligoterapia.

Por ser alimentos muy concentrados, no deben consumirse en grandes cantidades. Es mejor tomarlas diariamente y en pequeñas dosis (1 cucharada de alga cocida, diaria).

Las verduras marinas no absorben la contaminación, a diferencia de los peces. Donde el nivel de contaminación es alto, simplemente no pueden crecer, para ello necesitan aguas muy puras para su desarrollo. La considerable reducción de cultivos de nori en Japón es una prueba de ello.

Una de las propiedades de las algas es **depurar** nuestro cuerpo y propiciar la expulsión de metales contaminantes, radioactividad y residuos, por lo que pueden ayudarnos a limpiar las toxinas, permitiendo además su eliminación natural. Estamos rodeados de radiaciones: los móviles, los ordenadores, la televisión a todas horas, incluso en los dormitorios, equipos de música, despertadores electrónicos, en los coches, etc...

En España tenemos gran riqueza en algas, sobre todo en Galicia y en el mar Cantábrico.

Todas las personas necesitamos tomar algas, especialmente en edades avanzadas, cuando los huesos se debilitan y se requiere un aporte suplementario de minerales. Estos minerales producen en la sangre un efecto **alcalinizante** y **desintoxicante**, que **depuran** nuestro organismo, al eliminar los efectos ácidos propios de la dieta moderna. Las algas nos proporcionan alrededor de un 25% más de minerales que la leche, aunque no aportan calorías ni dejan los residuos no asimilables que nos dejan los lácteos. Su contenido en grasas (ácidos grasos poliinsaturados) es bajo y sus carbohidratos (bajos en calorías) no se absorben plenamente. Son ricas en vitaminas y provitaminas A, B, C, D3, E, K y en menor cantidad, la B12, especialmente el alga Nori (que es difícilmente obtenible con alimentos de origen vegetal). Las algas contienen una gama extensa de proteínas (25%-50% de su peso en seco). Son la fuente de oligoelementos, vitaminas y minerales del futuro. Su mineralización es superior a cualquier otro alimento de origen animal o vegetal. La base mineral es necesaria para la mejor utilización de las proteínas y demás nutrientes. Las algas son alcalinizantes, remineralizantes, refuerzan el sistema inmunitario y nos protegen de la radioactividad. (Más información en los libros "De la fibromialgia a la Salud" y "Alimentación, energía vital en el Cáncer").

Descripción de las algas más aconsejadas
Wakame

Es un alga parda. Es una de las más indicadas para iniciarse en el empleo de los vegetales marinos, debido a su versatilidad en la cocina: combina bien con arroz y otros cereales, verduras, sopa de miso, simplemente hervida y con un poco de aceite, en rellenos, etcétera.

La wakame es especialmente rica en calcio (1300 mg en 100gr de materia seca), magnesio y hierro; contiene altos niveles de vitamina C y del complejo B.

Kombu (o Kelp en occidente)

Se trata también de un alga parda, perteneciente a la familia de las laminariáceas. Esta especie es una de las más apreciadas como alimento, de manera especial en el Extremo Oriente.

Es especialmente rica en calcio (810 mg en 100 gr), yodo, ácido algínico y vitaminas A, B2, C, D y E. De consistencia carnosa, se usa en la cocina para dar sabor o como una verdura más. Su ácido glutámico tiene la propiedad de ablandar las fibras de otros alimentos. Una tira de kombu cocinada con cereales o legumbres no sólo les quitará la dureza más rápidamente -con la consiguiente reducción del tiempo de cocción- sino que también mejorará su sabor e incrementará la digestibilidad del plato. Además del ácido glutámico, la kombu contiene dos azúcares simples: la mucosa y el manitol, de gran importancia para los diabéticos, ya que no aumentan el nivel de azúcar en la sangre.

Nori

La nori u ova marina, como es comúnmente conocida en castellano, es una de las algas más populares. En Galicia, con la bajamar, se puede recoger en seco.

Se utiliza desmenuzada después de pasar por la llama o por el horno.

La nori constituye una importante fuente de proteínas, vitaminas A, B1, algo de B12 y C, minerales (calcio, 470 mg en 100 gr), así como de clorofila. Contiene un tipo de aceite que previene el endurecimiento de las arterias, mientras su contenido en aminoácidos la hace efectiva para disminuir la tensión arterial.

La hoja de nori se tuesta brevemente. Tostar el alga por su cara rugosa, mantenerla horizontal cerca de la llama a una distancia de unos 5 cm, ir moviéndola hasta que toda su superficie cambie y se vuelva verde más claro y brillante.

Hiziki o Hijiki

Una cantidad de 100gr de Hiziki seca contiene más de **1.400 mg de calcio**, mientras la leche contiene sólo 120 mg por cada 100 gr. La hiziki es también rica en hierro, proteínas y vitaminas A y del complejo B, así como oligoelementos que equilibran el nivel de azúcar en la sangre, cosa que la hace especialmente recomendable para diabéticos.

Antes de cocer la hiziki se debe dejar en remojo unos 15 minutos. Hay que tener en cuenta que se hincha considerablemente, hasta el punto de aumentar cinco veces su volumen en seco. Después se enjuaga y se hierve, y se desea, se puede sazonar, como todas las algas, con un poco de tamari después de su cocción.

En Japón se ha hecho legendaria, ya que se la considera el alga de la belleza porque mejora el cabello y le proporciona brillo y elasticidad. También ayuda a combatir los altos niveles de colesterol.

Arame

Aunque a primera vista se parece a la hiziki, la arame es bastante diferente; posee una textura más blanda y su sabor es más suave y dulce. Es una de las algas orientales que más rápidamente acepta el paladar occidental. Su tenue sabor combina bien con las legumbres y las verduras.

El dulce sabor de la arame deriva de su alto contenido en azúcar natural -el manitol-, que se encuentra en muchas algas marrones. Como ocurre especialmente con la kombu y la hiziki, el equilibrio mineral de la arame ayuda a regular los procesos metabólicos del organismo. Contiene **1170 mg de calcio** en 100gr. Es rica en proteínas, vitaminas A, B1 y B2, yodo y calcio.

La arame se debe lavar y requiere un corto tiempo de remojo antes de la cocción, durante la cual el volumen casi se duplica. Se hierve durante 20 minutos.

Dulse

Esta alga se aconseja en los casos de anemia, por la gran

cantidad de hierro que aporta (150 mg en 100 gr de materia seca). Es el alga más rica en hierro.

LAS ALGAS DE AGUA DULCE

Las microalgas, como la **Chlorella** y la **Espirulina** son algas de agua dulce, son regeneradoras y muy depurativas debido a su contenido en clorofila.

-Alga Chlorella: La Chlorella es un alga verde unicelular. Es el alimento con mayor porcentaje de clorofila del planeta y uno de los alimentos más completos. Su principal propiedad es su poder de desintoxicación del hígado, los intestinos y la sangre. Acelera la eliminación de los metales pesados.

Composición del alga Chlorella: 45% de proteínas, 20% de grasa, 20% de carbohidratos, 5% de fibra y 10% de minerales y vitaminas.

-Otros beneficios para la salud de la Chlorella:

-Reparación de los tejidos nerviosos

-Refuerza el sistema inmunológico

-Mejora la digestión

-Promueve los niveles de pH en el intestino

-Mejora la capacidad cognitiva

-Mejora el nivel de energía

-Normaliza el azúcar en sangre y la presión arterial

-Es rica en vitamina B12

-Para el cáncer de hígado. Un estudio del 2009 descubrió que la Chlorella desencadena la muerte celular (Apoptosis) en las células cancerígenas del hígado (más información en la web de Green Med Info).

-**Alga Espirulina**: Su nombre significa espiral pequeña. Fue utilizada como alimento por tribus de África, en tiempos de malas cosechas y por los Aztecas como alimento básico.

Composición del alga Espirulina:

-50 a 70% de proteína (la carne contiene de 18 a 22%) con un coeficiente de digestibilidad del 95%, con 22 aminoácidos, 8 esenciales.

-Vitamina B12, E (3 veces más que el germen de trigo) y F (Ácido Gama-Linolénico)

-Grasas: Ácidos Grasos Poliinsaturados.

Propiedades de la Espirulina

Estimula el sistema inmunitario para un efecto preventivo del cáncer. Es energética, retrasa el envejecimiento celular, reduce la fragilidad capilar, refuerza el hígado y páncreas, regula el nivel de glucosa, etc.

Las algas verdes son la mayor fuente de clorofila, por encima de las espinacas y las acelgas.

LOS ALIMENTOS FERMENTADOS

Las verduras fermentadas o pickles nos ayudan a hacer la digestión porque nos aportan enzimas y ácido láctico. El hígado funciona mejor y nos proporcionan concentración mental y fortalecimiento de la visión. El hígado es el órgano que da fuerza a los ojos según la MTC (Medicina Tradicional China).

Suministran proteína y otros nutrientes de una forma más digerible, debido a una predigestión por bacterias u otros microorganismos. La fermentación cambia completamente las características de los alimentos. Los almidones se convierten en azúcares y alcohol, y permiten que se pueda tolerar la combinación de almidones y proteínas. Promueven una flora intestinal saludable. Se procesan mejor tomadas con moderación. En exceso alimentan al hongo Cándida albicans, que aumenta de forma exagerada.

El mejor pickle, sin duda, es la **ciruela umeboshi**, que es altamente alcalinizante, antianémica y calcificante. También da fuerza al estómago.

Otros alimentos fermentados son el **tempeh**, el **miso** y las

salsas de soja, como la shoyu y la tamari (antiangiogénesis).

Fermentados más recomendables para consumir frecuentemente:

- **La ciruela Umeboshi:** Es, sin duda, el mejor fermento. Está fermentada con sal marina durante más de 2 años. Sus propiedades medicinales son incalculables: alcaliniza la sangre, tiene efectos antibióticos y antisépticos, previene la fatiga y retrasa el envejecimiento. Ayuda a resolver los problemas de salud tanto de tipo yin como los yang. Utilizarla en caso de falta de apetito, diarrea, estreñimiento, intoxicación, náuseas, resfriados, gripes... El vinagre de umeboshi es ideal para aliños, salsas y aderezos. (Se recomienda tomar 2 o 3 ciruelas a la semana).
- **El Miso:** es una pasta de color marrón y de sabor salado, producto de la fermentación de la soja con determinados cereales y sal marina. El miso es ideal para enriquecer, tanto en sabor como en propiedades, sopas, estofados, salsas, aliños, patés y cualquier plato en general. Añadir siempre el miso después de la cocción y dejarlo activar uno o dos

minutos. No hervirlo nunca. Es recomendable tomar sopa de miso una o dos veces al día (los japoneses la toman en desayuno, comida y cena).

- **La salsa de soja:** es un producto similar al miso, aunque su consistencia es líquida. Usaremos dos clases de salsa de soja: shoyu y tamari. Este último como medicamento en caso de enfermedad o de fatiga.

SEMILLAS Y ACEITES

Las semillas pueden y deben tomarse durante todas las estaciones del año. Son la mejor fuente de vitamina E, conteniendo además gran cantidad de proteínas y grasas de buena calidad y de fácil asimilación. A nivel energético, las semillas contienen toda "su memoria universal", son energía vital que permanece años y años en potencia, están vivas. Tonifican el cuerpo físico, refuerzan el sistema nervioso e inmunitario, incrementan la vitalidad y también tienen un importante efecto de rejuvenecimiento.

Contrariamente a lo que se piensa, las semillas no engordan, si no las incluimos, claro está, en nuestra dieta diaria acompañando a los lácteos (grasas saturadas, de naturaleza energética pegajosa y acumulativa). Las semillas son recomendables para todas las edades, desde el destete hasta la vejez. Todos necesitamos un buen aporte de grasas de la máxima calidad, y este no tiene que venir forzosamente del consumo de aceites. La mejor forma, o la más natural, es poner más énfasis en el consumo diario de semillas.

Cuando comemos semillas, es importante que sean biológicas y deben ser almacenadas en lugares oscuros y fríos, ya que la luz y el calor provocan su oxidación. Si las ingerimos oxidadas, nos provocan envejecimiento prematuro, lo contrario del efecto que buscamos en ellas. Se puede notar a veces que se han oxidado por su olor y su sabor a rancio.

Las semillas más conocidas que se encuentran en el mercado son las de sésamo o ajónjoli, las de girasol y las de calabaza. También existe en el mercado crema de semillas como el tahin.

Se recomienda utilizar estas cremas naturales diluidas con agua caliente para hacer aliños. También para complementar patés, cremas dulces y postres.

Si no las diluimos en agua caliente, comprobaremos que son para nosotros una energía demasiado densa, espesa, que nos puede producir los mismos efectos pegajosos y acumulativos de mucosidades, muy parecidos a los obtenidos con el consumo de lácteos.

Semillas de Chía

La Chía, junto con el lino, son las semillas con más concentración de omega-3 (antiinflamatorio y anticolesterol). Es originaria de México y fue cultivada por los aztecas para obtener energía y alta resistencia. Durante siglos esta diminuta semilla fue usada como alimento principal por los mayas y aztecas, que durante sus conquistas subsistían sólo con esta semilla.

Contiene:

-7veces más omega-3 que el salmón del atlántico

-8 veces más fósforo que la leche

-5 veces más calcio asimilable que la leche

-4 veces más magnesio que el brócoli

-2 veces más potasio que los plátanos

-2 veces más hierro que las espinacas

-3 veces más selenio que el lino

Semillas de lino o linaza

Junto con la semilla de Chía, es la fuente más alta de omega-3, más que el pescado. Es recomendable tomar 1 cucharada (25gr.) al día. Modo de empleo: En un vaso de agua verter una cucharada rasa y esperar 20 minutos. Veremos cómo se forma una gelatina, debido a la capacidad de absorción de líquido de su fibra soluble. La podemos ingerir de esta forma o bien mezclada con cualquier alimento, porque no tiene sabor. Es mejor consumirla molida. Justo antes de comerlas, triturarlas con el agua de remojo para aprovechar mejor sus mucílagos (fibra soluble). Posee propiedades antiinflamatorias y desintoxicantes (expulsa tóxicos de nuestro organismo).

Semillas de sésamo (hay 670 mg de calcio en 100gr de semilla cruda y 125 mg de calcio en 100gr de leche de vaca)

Han sido un alimento importante desde la Prehistoria, especialmente en los países mediterráneos y del este. El sésamo es una de las plantas cultivadas más antiguas y la importancia de su cultivo radica en sus semillas, que resultan increíblemente nutritivas.

Existen numerosas variedades de semillas de sésamo, las más utilizadas y conocidas son de color beige claro. No obstante, también se pueden encontrar semillas de sésamo de color negro con un sabor ligeramente distinto por contener otros minerales.

Las semillas de sésamo contienen cerca de un 35% de proteína, bastante más que algunos frutos secos; y más de cinco veces de calcio que la leche. Cerca del 50% de su contenido es aceite rico en vitamina E, por lo que el aceite de sésamo es uno de los más resistentes a la oxidación. Estas semillas, además, son ricas en fósforo, niacina, tiamina y contienen la misma cantidad de hierro que el hígado.

Tostado de las semillas de sésamo para la elaboración del gomasio

Esparcir las semillas de sésamo que se deseen tostar en una fuente. Mirar detenidamente, retirando las impurezas, arenilla o piedrecitas.

Colocarlas en un colador fino, pasarlas por agua fría, poner debajo un plato blanco para ver si están limpias, y escurrir bien.

Calentar ligeramente una sartén (sin aceite), añadir las semillas mojadas y con una cuchara de madera, removerlas constantemente.

Si las semillas empiezan a saltar, reducir la llama.

¿Cuándo están en su punto? Cuando están crujientes y con un ligero aroma tostado. Tendrán un volumen más abultado que crudas, pero su color prácticamente no habrá cambiado. Si están más oscuras, significa que se han quemado y deberán tirarse. Este proceso sólo dura unos minutos.

Añadir sal (1 cucharada rasa por 7 cucharadas llenas de sésamo) y remover unos instantes para que la sal también se tueste ligeramente. La sal, al tostarse, no cambia su color.

Dejar las semillas tostadas en un recipiente para que se enfríen completamente. A continuación, triturarlas, teniendo en cuenta que tienen que quedar aproximadamente la mitad de ellas enteras. Después guardarlas en un recipiente hermético de cristal y conservarlas sólo 10 días en la nevera.

El gomasio se pone en la mesa para salar sustituyendo a la sal. Así como la sal atraviesa rápidamente las paredes del intestino perjudicándolo, el gomasio, gracias al aceite de sésamo que contiene, hace más lenta la absorción de la sal, en beneficio de nuestro aparato digestivo.

Usaremos gomasio para condimentar los cereales, las legumbres, verduras... Tanto en la salud como en la enfermedad usaremos gomasio cada día. Por su agradable sabor es muy apreciado a todas las edades, especialmente por los niños.

Semillas de girasol y su tostado (hay 140mg de calcio en 100gr de semillas crudas)

Provienen de la familia de las margaritas, originarias de América del Norte. Hasta la década de 1960 estas valiosas semillas no se utilizaron para el consumo humano. El valor nutritivo de las semillas de girasol es remarcable, contienen más proteína que la carne y la mayor parte de aceites y grasas son de naturaleza poliinsaturada. Son una buena fuente de calcio, fósforo, hierro y vitaminas A, D, E y muchas del complejo B.

El procedimiento de tostado casero es similar al de las semillas de sésamo, salvo que sí cambian de color al ser tostadas (pasarán de crudo a dorado brillante). Si el color ha cambiado a marrón oscuro es que se han quemado y hay que desecharlas. Se salan al gusto hacia el final del tostado. Se comen enteras pero, si se desea, también se pueden comer trituradas.

Una vez tostadas se conservan bien durante unas dos semanas en la nevera.

Semillas de calabaza y su tostado

Estas semillas son de tamaño más grande. Tienen un alto contenido en proteínas y grasas poliinsaturadas. Son una fuente excelente de hierro, fósforo, magnesio (es necesario para metabolizar el calcio que entra en nuestro organismo), zinc y vitamina A. Contienen además calcio y vitaminas del complejo B. Las semillas de calabaza son recomendables para tratar problemas relacionados con la próstata, la cistitis, infecciones urinarias, incontinencia urinaria, vejiga irritable, como emoliente de todo el tubo digestivo, diurético y antiinflamatorio. También para problemas digestivos como dispepsia, acidez de estómago, estreñimiento, flatulencia, putrefacción intestinal. También para descargar nuestro organismo de parásitos intestinales, para las hemorroides, insuficiencia renal y cálculos renales.

El método de tostar las semillas de calabaza es el mismo que el de las semillas de girasol y el salado también. Estas, cuando estén ligeramente tostadas abultarán un poco y su color cambiará de verde a marrón. También se pueden comer trituradas.

El uso equilibrado del aceite

Existen diversos tipos de aceite en el mercado. Si nos fijamos en el de mayor calidad, hallaremos en primer lugar el prensado en frío, obtenido mediante procesos mecánicos como la trituración y el prensado en frío y con un filtrado mínimo. Este método conserva el aroma y gusto naturales del aceite, retiene sus antioxidantes y previene su deterioro. Los aceites prensados en frío mantienen constante su densidad líquida a temperaturas normales e incluso frías.

Aunque el aceite más fácil de encontrar en el mercado es el de oliva, usaremos, si es posible, para aliñar y cocinar, el aceite de sésamo, que es más adecuado para el hígado y aguanta mucho mejor las temperaturas elevadas.

El aceite cocinado genera una energía y efecto básicamente de contracción, densidad y calor interior.

El aceite de lino o linaza se usa en crudo para aliñar y es bueno para el hígado, pero como máximo una cucharada sopera al día.

El aceite crudo tiene un efecto expansivo y de enfriamiento, dispersión y relajación. Actúa fundamentalmente en la superficie del cuerpo, mientras que el aceite cocinado actúa fundamentalmente en el interior de los órganos, principalmente del hígado. Por ello es imprescindible, en las personas con sobrepeso, tomar **daikon** rallado con unas gotitas de **jengibre** cuando coman preparaciones con aceite cocinado. Este antídoto anti-grasa equilibra y estimula las funciones hepáticas.

El jengibre es una raíz que nos ayuda a eliminar las infecciones respiratorias, alergias, problemas de la piel, úlceras duodenales, gastritis, diarrea, es antiinflamatorio (dolor muscular), las cardiopatías, la mala circulación, la migraña, la indigestión y es protector hepático.

No debemos relacionar forzosamente nuestra necesidad de grasas de buena calidad con el consumo de aceites. La mejor forma de aportar estas sustancias al organismo o la más natural es poniendo más atención en el consumo diario de semillas (lino, chía, sésamo, calabaza y girasol), especialmente en invierno y en épocas frías. Es muy importante masticarlas bien, ya que igual que las leguminosas, pueden producir gases. Su escaso contenido de líquido hace necesaria una buena masticación hasta convertirlas en una crema.

En los países mediterráneos se suele dar un excesivo consumo de aceite, sobre todo de oliva; se utiliza casi en cada plato o preparación. Es recomendable emplearlo en una sola preparación y utilizar el aceite de sésamo.

El aceite de sésamo tostado, por su precio, está considerado de capricho. Se utiliza en frío, en algunas salsas y aliños de vez en cuando. También podemos utilizar alguna vez, para variar, el aceite de lino y de germen de trigo (en crudo). El aceite de sésamo y el de lino o linaza, prensados en frío, son aconsejables también para cuidar y rejuvenecer la piel.

Se puede agregar una cucharada sopera de aceite de sésamo o de lino a la sopa de miso cuando ya está hecha y tomarlo en caliente, pero sin hervir. Aunque la dosis recomendada es de una cucharada por persona y por día, no es adecuado poner una regla fija para todos.

Cada individuo es único y tiene necesidades alimenticias que dependen de la cantidad de trabajo que realiza. Una mayor actividad incrementa la necesidad de aceite de buena calidad.

El consumo de aceite también depende del clima. En

verano usaremos aceite crudo y en invierno lo cocinaremos para que nos caliente, pero siempre con mesura.

Cocinando, debemos ser muy parco con el aceite y poner justo unas gotas para lubricar el fondo de la sartén.

Un poco de aceite crudo, como una cucharada sopera, al día, estimula el hígado; demasiado lo obstruye y lo bloquea.

Es importante aprender a preparar platos sabrosos, apetitosos y revitalizadores sin necesidad de utilizar un exceso de aceite.

(Más información sobre el cambio de alimentación en los libros "De la fibromialgia a la Salud" y "Alimentación, energía vital en el Cáncer")

EL PH: ACIDEZ - ALCALINIDAD

Para un buen funcionamiento de nuestro organismo necesitamos una alimentación equilibrada, que sea 80% alcalina y 20% ácida. El grado de acidez se mide mediante el pH, que es la unidad de medida que nos indica el grado de acidez-alcalinidad.

pH significa "eficacia del hidrógeno". Cuántos más iones de hidrógeno, más ácida es la solución. En nuestro medio ambiente interior es prioritario el equilibro ácido-alcalino, porque cuando la sangre es demasiado ácida el organismo, para alcalinizarla, tiene que poner en marcha sus recursos. La estrategia de nuestro cuerpo consiste en extraer minerales alcalinos (calcio, magnesio, potasio, sodio) de los huesos, de los dientes y de los tejidos para compensar la acidez, llevándonos, como resultado de ello, a la desmineralización, con consecuencias como la osteoporosis, caries, uñas frágiles, anemia, problemas digestivos, etc.

Las cifras de pH óptimo son:

-Sangre y líquido extracelular: 7,35 a 7,45 (el ideal es 7,41)

-Saliva: de 6 a 7,50

-Orina: 4,50 a 8,40 (Se puede testar con un medidor de tiras, con escala de color. Es la forma más común de controlar nuestro pH. A primera hora de la mañana es más ácida. Es necesario tomar otra muestra después de las 15hs y hacer el promedio).

El estilo de vida en Occidente y su forma de alimentarse nos lleva hacia la **acidosis**, y por tanto, a la enfermedad. Incluso nuestra actividad mental y emocional depende del equilibrio del pH y de las enzimas.

Causas de la acidosis

Hay una gran variedad de factores acidificantes, a parte de

la alimentación:

1.-La acidosis depende del **estilo de vida**:

-El estrés

-La influencia de la contaminación del medio ambiente, los tóxicos, el aire acondicionado.

-La tensión muscular, el sedentarismo, o bien el exceso de ejercicio físico.

-Los sustos y los disgustos

-El tabaquismo

-Problemas respiratorios con deficiente oxigenación

-Procesos infecciosos

-Alteración de la función del hígado, los pulmones o los riñones (los 3 filtros de nuestro organismo)

-Diabetes tipo I y tipo II.

2.-De la **dieta incorrecta**:

-El exceso de alimento o el consumo de alimentos inadecuados

-Consumo excesivo de alcohol

-Consumo de lácteos, huevos, carnes, azúcares, grasas saturadas y trans, harinas blancas, bebidas industriales

-Uso de medicamentos. La **medicación de síntesis** (los

antivirales y los antibióticos) son, la mayoría, oxidantes y acidificantes. Son extremo Yin.

Nuestros alimentos deberían ser 80% alcalinos y 20% ácidos para obtener un pH correcto.

Síntomas de la acidosis

a)En su inicio aparecen:

-Dolor de cabeza, conjuntivitis, palidez

-Insomnio

-Depresión, nerviosismo, hipersensibilidad, irritabilidad

-Reflujo ácido, inflamación de encías, de amígdalas, de faringe, genitales, de todas las mucosas

-Estreñimiento

-Caries. Sensibilidad de los dientes, al frío, calor o ácido

-Caída del cabello

-Problemas en la piel, sudor ácido, piel seca, irritaciones, micosis, granos, eccemas, urticaria, herpes

-Uñas que se quiebran con facilidad, con estrías y manchas blancas.

-Calambres, espasmos y tendencia al lumbago y tortícolis

-Pérdida de la libido

-Alergias

b)En una etapa posterior:

-Hipofuncionamiento de las glándulas en general, excepto la tiroides, que se acelera

-Cálculos en la vesícula y cálculos renales

-Inflamaciones intestinales, decoloración de las heces

-Gota

-Reumatismo

-Neuralgias

-Fibromialgia, sensibilidad desmesurada al dolor

-Accidentes cerebro-vasculares

-Infartos cardíacos, mala circulación, extrema sensibilidad al frío, anemia

-Osteoporosis, artrosis, artritis, ciática y hernia discal

-Acidez estomacal, gastritis, úlcera de estómago

-Asma, bronquitis, sinusitis

-Alergias

-**Cáncer**

Alimentos acidificantes

-Todos los alimentos blancos: azúcar, leche, queso, yogur, harinas blancas

-Chocolate

-Bebidas alcohólicas: cerveza, vino, licores

-Café

-Medicamentos de síntesis. En España provocan al año la muerte a 6500 enfermos. Dos ejemplos: "Hoy se sabe que la medicación para eliminar la menopausia, por ejemplo, provoca infartos, embolias y cáncer de mama." Dr. Juan Gérvas (Prof. Universidad Valladolid, Autónoma de Madrid y John Hopkins). También, los medicamentos para la hipertensión pueden provocar derrames cerebrales.

-Miel

-Helados

-Mantequilla

-Grasas y aceites. Aceite 1ª prensión en frío: lino, sésamo y oliva.

-Fruta. Contiene ácidos orgánicos difíciles de eliminar, producen fermentación, e hinchazón

-Frutos secos: nueces de Castilla, nueces de Brasil, dátiles, uvas pasas.

-Semillas: sésamo (Tahin), calabaza, girasol, chía

-Legumbres: garbanzos, alubias, lentejas

-Cereales integrales: maíz, avena,centeno, kamut, trigo

-Pescado

-Marisco

-Ave

-Embutidos

-Carnes

-Huevos

Minerales acidificantes: azufre, fósforo, cloro, entre otros.

Alimentos alcalinizantes

-Stevia (endulzante natural)

-Fruta: manzana, pera, fresa. Mejor cocidas.

-Frutos secos: Almendra, castaña.

-Limón (aún siendo ácido, al metabolizarse, nos alcaliniza).

-Melaza de arroz.

-Verduras de raíz: zanahoria, cebolla, puerro, nabo, rábano, chirivía, jengibre, daikon.

-Verduras rastreras o con poco tallo. Crucíferas (col, coliflor, brócoli, coles de Bruselas…), calabaza, calabacín.

-Hongos: Shiitake, Maitake, Reishi.

-Algas: kombu, wakame, arame,...

-Té de hierbas

-Té verde: Bancha, Sencha

-Té kukicha o de tres años

-Té de raíz de loto

-Agua de mar

-Kuzu

-Especias: cúrcuma, curry

-Soja fermentada: miso, tempeh, tofu fermentado, salsa shoyu y tamari

-Legumbre: azuki

-Café de cereales. Chicoria.

-Cereales: mijo. El arroz está en equilibrio ácido-alcalino.

-Trigo sarraceno o alforfón.

-Kasha (trigo sarraceno tostado)

-Quinoa

-Amaranto

-Vegetales fermentados: ciruela umeboshi, chucrut. (Siendo ácidos, alcalinizan el organismo).

Minerales alcalinizantes: calcio, magnesio, sodio y potasio.

Equilibrio: 1 de Na (Sodio) por 7 de K (Potasio) En el caso de espárragos y espinacas, esta proporción está desequilibrada, ya que contienen demasiado potasio.

LOS FITOQUÍMICOS

En los últimos años los científicos han descubierto propiedades curativas en los alimentos integrales del mundo vegetal (tierra y mar) y en los pescados. Ambos son el fundamento de la alimentación macrobiótica.
Estas investigaciones y los éxitos obtenidos hasta hoy a través de la **macrobiótica**, dan más fuerza y corroboran la sabiduría de Hipócrates, "¡Qué tu alimento sea tu medicina!"
Estas propiedades curativas se deben a los fitoquímicos, sustancias muy poderosas, inductoras de salud y vida. Podemos autogestionar la salud, conociendo el poder de ciertos alimentos.

Propiedades de los fitoquímicos:

-Nos protegen de las enfermedades degenerativas y del cáncer.

-Nos protegen frente a las enfermedades cardiovasculares.

-Reducen el colesterol.

-Reducen la presión sanguínea.

-Regulan la coagulación.

-Retrasan el envejecimiento.

• En resumen, la dieta alcalina, con sus fitoquímicos, es la clave de la curación en el aspecto físico.

La composición molecular de los alimentos:

Los alimentos poseen dos grupos de nutrientes, los macronutrientes (lípidos, proteínas y glúcidos) y los micronutrientes (**fitoquímicos**, antioxidantes, vitaminas, minerales, fibras).

La evidencia científica sugiere que **los fitoquímicos**, también llamadas **sustancias bioactivas**, son alimentos funcionales, ya que no son considerados esenciales, pero ejercen la función de proteger nuestro organismo y, especialmente, mejoran las condiciones del sistema inmunitario y endocrino, para prevenir y curar muchas enfermedades, sobre todo el cáncer. Nos aportan, como prevención diaria, pequeñas dosis de moléculas anticancerosas. También inhiben las enzimas que activan el cáncer e inducen las enzimas detoxificadoras. Cientos de ellos se están encontrando, aunque apenas estamos en los inicios. Todavía quedan muchos fitoquímicos por descubrir, estamos empezando.

Los Compuestos Fitoquímicos son las moléculas que permiten a las plantas defenderse de las infecciones, de los microorganismos, de los insectos y depredadores que las atacan constantemente. Por tanto, son antibacterianos, antifúngicos e insecticidas. Este sistema de defensa representa, no tan sólo favorecer la salud de las plantas, sino que, cuando los alimentos que ingerimos contienen estas sustancias, colaboran en nuestro sistema de defensa contra el desarrollo del cáncer y otras muchas enfermedades. Podemos afirmar que es una de las mayores armas que tenemos para prevenir y curar.

Entre los principales fitoquímicos se encuentran:
    1.-**Glucosinolatos** (verduras crucíferas), que ayudan al hígado en su función desintoxicadora y regulan la cantidad de linfocitos, que son un tipo de leucocitos o glóbulos blancos del sistema inmune.

Ordenados de mayor a menor contenido en glucosinolatos:

col de bruselas, berzas, col rizada, berro, nabo, brócoli, coliflor.

2.-**Compuestos azufrados** (ajo, cebolla, cebolleta, y puerro,...).

El ajo (mejor macerado con tamari) neutraliza los efectos tóxicos de los nitritos presentes en las conservas cárnicas.

3.-**Fenoles** (nueces, frutos del bosque, legumbres, limón, ...).

Son más antioxidantes que las vitaminas.

Dentro de los fenoles, las isoflavonas, llamadas fitoestrógenos, se encuentran en los garbanzos y en la soja fermentada (miso, salsa de soja shoyu y tamari, y tempeh).

Otro polifenol es el ácido elágico, asociado a las frutas del bosque. Ordenado de mayor a menor contenido: granada, frambuesa y mora, fresa, arándano rojo, y nueces.

El té verde (Sencha, Bancha y Kukicha) también contiene polifenoles, llamados catequinas, que son antifúngicas, antibacterianas y anticancerígenas.

4.-**Lignanos** (semilla de lino, chía, sésamo, cereales integrales, cúrcuma,...)

Son también fitoestrógenos. Se encuentran en los ácidos grasos poliinsaturados de las semillas, en el pescado y en la cúrcuma.

En los cereales integrales y en las algas también hay poderosos fitoquímicos. Las algas, especialmente la wakame y la kombu, poseen **glucanos**, que estimulan el sistema inmunitario. También son ricas en polifenoles y fucoxantonas. Se ha estudiado que inhibe el desarrollo de algunos cánceres.

Entre los cereales, destaca el arroz integral, que contiene potentes fitoquímicos (folatos, orizanol y polisacáridos).

(Más información sobre los fitoquímicos en el libro "Alimentación, energía vital en el Cáncer").

BATIDO EN AYUNAS PARA PRESERVAR LA SALUD

Hay fitoquímicos que no tomamos con asiduidad, y que nos convienen. Por esto, los he agrupado en este batido, con la finalidad de ayudarnos a estar sanos.

- 1 cucharada sopera de semillas de lino (dejar en remojo la noche anterior)

- 1 cucharada de postre de semillas de chía (dejar en remojo la noche anterior)

- el agua de remojo se utiliza-

- 1 vaso de agua caliente

- De 25 a 50 cl de agua de mar

- 1 trozo de raíz de jengibre fresco (unos 10gr) , o si no, 1 cucharadita, tamaño café, de jengibre en polvo.

- 1 trozo de raíz de cúrcuma fresca (de igual tamaño que el jengibre), o, si no, 1 cucharadita, tamaño café, de polvo de cúrcuma.

- 1 pizca de pimienta negra molida

- 1 cucharada tamaño café de espirulina en polvo

- 1 cucharada tamaño café de chlorella en polvo

- La pulpa de medio limón

- En caso de fibromialgia y enfermedades reumáticas, añadir: 1 dosis (25 gotas) de Harpagofito en extracto líquido.

Estos ingredientes son energizantes, alcalinizantes, antiinflamatorios y anticancerígenos.

Nota: En caso de olvidar remojar las 2 semillas, esperamos 20 minutos antes de proceder a triturar el batido.

(Todos los ingredientes están descritos en el libro "Alimentación, energía vital en el Cáncer")

ALIMENTOS - MEDICAMENTOS

Toda la alimentación macrobiótica es un alimento – medicamento, pero hay en ella verdaderas medicinas que tendremos en cuenta. Diversos ejemplos de ello son:

- El arroz integral en forma de crema (ver recetas), que usaremos en caso de fiebre, también para la fatiga, problemas intestinales...

- El arroz integral en bolas para enfermedades graves. Régimen número 7. (ver más información en el libro "Alimentación, energía vital en el Cáncer").

- El miso sin pasteurizar, **energético,** antianémico y alcalinizante. El mejor miso para el hígado es el mugi miso o miso de cebada, se aconseja utilizarlo diariamente. Es bueno para repoblar la flora intestinal. Contiene lactobacilos. Nos protege de las radiaciones electromagnéticas y nucleares. Contiene ácido linoleico y lecitina.

- Las ciruelas umeboshi dan mucha energía y nos ayudan tanto en los problemas de salud yin como en los yang. Su efecto es espectacular. Tienen principios activos antioxidantes, antibióticos, antisépticos, calman el sistema nervioso y alcalinizan la sangre. Normalizan la digestión. Reducen los ácidos del estómago, la diarrea y el estreñimiento. Estimulan el hígado y el riñón. Es recomendable tomar una cada dos o tres días. Tanto si es cruda como cocinada, la ciruela no se mastica, se corta en pedazos pequeños y se traga mediante sorbitos de agua.

- El tofu, para las quemaduras y heridas (poner encima de la zona afectada).

- La seta shiitake. Una vez cocida es una seta que da mucha energía y por tanto está indicada para la fatiga. El agua de su cocción es buena para aliviar la tensión muscular. Es aconsejable tomar una seta por semana. Intensifica la función del hígado, elimina el colesterol, mejora la circulación y está indicada en las taquicardias y en la hipertensión, es diurética y antiinflamatoria. Es la seta más yang. Contiene 50 enzimas, todos los aminoácidos esenciales, minerales (potasio, fósforo, sodio, hierro, silicio, magnesio, calcio, azufre, aluminio) y vitaminas (B2, B12, D2...)

- Semillas de lino, chía, sésamo, calabaza y girasol. Estas semillas deben tomarse en todas las estaciones porque son una fuente de vitamina E. Son tónicas, refuerzan el sistema nervioso e inmunitario.
Las semillas de lino y chía son específicas para el estreñimiento y son antiinflamatorias. Las semillas

de lino son buenas para el hígado. Contienen omega-3 y omega-6.

Las semillas de sésamo contienen un 35% de proteína y cinco veces más calcio que la leche. Un 50% de su contenido es aceite rico en vitamina E; además contiene fósforo, niacina, tiamina y la misma cantidad de hierro que el hígado. Las tomaremos diariamente. Son buenas para la osteoporosis.

Las semillas de girasol contienen más proteína que la carne y sus aceites y grasas son poliinsaturados. Contiene calcio, fósforo, hierro y vitamina A, D, E y muchas del complejo B.

Las semillas de calabaza se emplean para los problemas urinarios y prostáticos. También para desparasitar. Tienen un alto valor proteico y grasas poliinsaturadas. Contienen hierro, fósforo, magnesio, zinc y vitamina A, calcio y vitamina B.

- El jengibre es antioxidante, anticancerígeno, antiinflamatorio, es útil para el colon irritable y la arteriosclerosis. El extracto oleoso de jengibre se usa para el asma, como antihistamínico, precursor de la serotonina, y antiinflamatorio de las vías respiratorias.

- El aceite de sésamo y la misma cantidad de jengibre

rallado, alivia el dolor de alguna zona de nuestro cuerpo. Se aplica directamente sobre la piel. El jengibre es una raíz con propiedades digestivas y antiinflamatorias.

- La salsa de soja tamari, para añadir al té verde, a los cereales, a las verduras, legumbres... ayuda a digerir y nos aporta energía.
- El kuzu es útil para las alteraciones gastro-intestinales y para dar energía.
- El dentie, para solucionar los problemas de las encías como la peridontitis, y dolores de muela. El dentie es un polvo negro elaborado con cenizas de berenjenas saladas. Se aplica encima de la pieza dental dañada, y el dolor desaparece. Para los problemas de encías, hay que usar el dentie como dentífrico solo por la cara exterior, cada noche antes de acostarse. Con él, incluso podemos solucionar la piorrea. Lo utilizaremos 15 días seguidos y descansaremos, antes de iniciar 15 días más.
- Los azukis, para problemas renales.
- El té de tres años y el té verde bancha, con unas gotitas de tamari van bien para el hígado y la fatiga. El té de tres años es el más yang. Es antioxidante, ayuda a eliminar grasas, aumenta el sistema inmunológico, se usa para todas las enfermedades,

especialmente la diabetes, problemas respiratorios y para el cáncer.

- Para beber y cocinar, es recomendable el agua destilada con 10 gotas de agua de mar por litro. También, durante el día, tomar algunas cucharadas soperas de agua de mar.

- La sal marina, además de aportarnos los 84 minerales esenciales, genera la energía hidroeléctrica necesaria para las células, nos alcaliniza, disminuye la acidez de las células, especialmente las del cerebro. Regula el sueño, ayuda a mantener la sexualidad, nos da solidez ósea, previene las varices, la gota, la excesiva cantidad de saliva. Es antialérgica y antihistamínico, limpia la congestión por mucosidad de los senos paranasales y de los pulmones. Colabora en la absorción de nutrientes a través de los intestinos. Regula los niveles de azúcar, estabiliza los latidos del corazón y la presión sanguínea.

- El gomasio es un condimento hecho con semillas de sésamo, tostadas y sal marina que se trituran un 50%. Alivia la fatiga y el dolor de cabeza de tipo Yin (zona de delante de la cabeza). Es bueno tomar un poco cada día para asegurarnos el aporte de calcio necesario.

- Las algas, especialmente la kombu. Un científico americano escribió que, de los catorce elementos esenciales para las funciones metabólicas, la kombu tiene trece. Otras algas muy saludables son la wakame, la arame (contiene azúcar natural) y la hiziki, que son recomendables para los enfermos porque contienen proteínas de fácil asimilación. Las algas tienen carbohidratos con pocas calorías, ácidos grasos poliinsaturados, complejos vitamínicos, sales minerales y oligoelementos, entre otros componentes. Se tiene que destacar la gran cantidad de calcio que contienen, que nos ayuda a controlar la osteoporosis. Es bueno comer cada día, pero en dosis pequeñas.

Los alimentos más energéticos en macrobiótica son: el miso, la ciruela umeboshi, la seta shiitake y el almidón kuzu.

(Más información en el libro "Alimentación, energía vital en el Cáncer").

FITOTERAPIA

Tanto los fitoquímicos de las verduras como los de las plantas medicinales tienen fuertes efectos depuradores en los tejidos y en la sangre.

Hay fitoquímicos en todo el reino vegetal, en las plantas también. Son plantas que han demostrado sus beneficios en la salud desde hace muchos años.

LOS 3 FILTROS

Cuando la cantidad de excesos alimentarios y de tóxicos sobrepasa la capacidad de descargar de nuestro organismo, es cuando se llega a interferir en las funciones de filtrado y lavado de la sangre que realizan los pulmones, el hígado y los riñones, nuestros 3 filtros, nuestro sistema de drenaje, con la colaboración de la piel, y del intestino grueso. Y cuando la toxicidad ha invadido todo nuestro organismo y al cuerpo ya no le quedan otras estrategias, aparecen los tumores, como última señal de alarma cuyas causas siempre son múltiples.

Fitoterapia específica para nuestros filtros y para el sistema inmunitario:

-**Plantas pulmonares** que favorecen la eliminación de CO_2: el llantén, tomillo, gordolobo, romero, té de lotus. Desde mi experiencia, lo más eficaz es la combinación de: propóleo + equinácea, que también son inmunoestimulantes.

-**Plantas hepáticas** que favorecen la eliminación de bilis:

desmodium adscendens, alcachofera, diente de león, boldo, cardo mariano.

-**Plantas diuréticas** que mejoran la función renal al eliminar ácidos: cola de caballo, té verde, arenaria,...

-**Plantas inmunoestimulantes** para activar las células NK (Natural Killer): infusión de seta reishi, shiitake y maitake, infusión de cúrcuma, de uña de gato, de llantén. El jarabe de saúco negro es el número uno frente a las infecciones virales.

-**Plantas específicas para la fibromialgia:**

-Hierba de San Benito (Cnicus Benedictus o Carduus Benedictus) (Más información en el libro "Hablemos de fibromialgia").

-Harpagofito. Recomendable en extracto líquido.

TERAPIA ORTOMOLECULAR

Las sustancias ortomoleculares equilibran los desajustes moleculares que generan enfermedades.

Enzimoterapia

Las enzimas son moléculas que catalizan reacciones químicas.

Las enzimas digestivas ayudan a descomponer las

proteínas, carbohidratos y grasas.

Las enzimas metabólicas se encargan de la estructuración, la reparación y renovación de todas las células, tejidos y órganos.

Las **enzimas proteolíticas** apoyan al sistema inmune y disminuyen la capacidad adhesiva de las células cancerígenas. Son eficaces en tumores cerebrales, epiteliales en la zona de cabeza y cuello, cáncer de pulmón, melanoma maligno, melanoma múltiple, leucemia, linfoma de células T, cáncer de estómago, colon, páncreas, cerviz, mama, útero,..

-El magnesio

El magnesio es vital para la salud y favorece las funciones del hígado/vesícula biliar desde el punto de vista de la medicina tradicional china.

También calma las funciones de los nervios (normaliza el funcionamiento del Sistema Nervioso), armoniza los desequilibrios mentales y emocionales, alivia el insomnio y la depresión porque aumenta la producción de serotonina, ayuda a disminuir la fatiga y el cansancio, alivia la migraña, el vértigo, los calambres, para el hipo, espasmos de esófago, de estómago, de intestinos y musculares en general; para la hipertensión, la trombosis, el estreñimiento (al contrario que el calcio, que va bien para diarrea), relaja los músculos (el calcio, por el contrario, los contrae), para eliminar las contracturas, la sensación de opresión en el cuello, piernas inquietas, dilata las arterias coronarias y los vasos sanguíneos periféricos; en el corazón, elimina los latidos irregulares y la taquicardia, evita el infarto, y supera los desequilibrios por los cambios de azúcar en la sangre; además, contribuye al equilibrio electrolítico.

El magnesio interviene en los procesos fisiológicos como la división celular y la síntesis de proteínas, y contribuye al metabolismo energético normal.

Se recomienda el Cloruro de Magnesio cristalizado.

NOTA A LOS LECTORES

Mi propósito es que este método os ayude a autogestionar la enfermedad para alcanzar la salud.

La finalidad no es la de sustituir al médico, sino dar unas pautas para que el enfermo deje de ser "paciente" y se convierta en el principal responsable de su salud.

Quien esté interesado en ampliar la información de este Método, la encontrará en mis otros 3 libros:
http://www.lulu.com/spotlight/mangelsmestre

http://www.mangelsmestre.com/

CENTROS MACROBIÓTICOS

-**Cuisine et Santé** (St. Gaudens -Francia-)
http://www.cuisine-et-sante.com/indexesp.htm

-**Escuela Macrobiótica ISANA** (Pira -Tarragona-)
http://centromacrobiotico.wix.com/macrobiotic

-**Miquetes Màgiques** (Barcelona)
http://www.miquetes.net/

-**ESMACA. Escola Macrobiòtica de Catalunya** (Barcelona)
http://www.esmaca.cat/es/
Joana Palmero y **Daniel Mayor** dirigen ESMACA

BIBLIOGRAFÍA

-Chopra, D., Tanzi, R.E. 2013. **Super cerebro.** La Esfera de los Libros.

-Chopra, D. 2001. **Las siete leyes espirituales del éxito.** Edaf.

-Moritz, A .2012. **Es hora de vivir.** Ediciones Obelisco.

-Moritz, A. 2011. **Escucha el susurro, vive tu sueño.** Ediciones Obelisco.

-McGowan, K. 2012. **La fuente de los milagros.** Ediciones Urano.

-Lafuente, F. y L.Garós, A. 2013. **Visualización.** Editorial Humanitas.

Además:

-Bibliografía de los libros "**Hablemos de fibromialgia** ", "**De la fibromialgia a la Salud**" y "**Alimentación, energía vital en el Cáncer**". http://www.lulu.com/spotlight/mangelsmestre

-Todos los libros de Georges Ohsawa, y especialmente el libro **Macrobiótica Zen**. Publicaciones GEA.

http://www.mangelsmestre.com/